令和5年4月〜令和6年3月

「城ケ端初子先生とともにはぐくむ ナイチンゲールの看護思想」

―「ナイチンゲール看護研究会・滋賀」の学びと歩み―

桶河華代・髙島留美　編著

JN093268

はじめに

　「ナイチンゲール看護研究会・滋賀」は、城ケ端初子先生が聖泉大学に着任され、その年の10月に自主的研究会として始まり、9年目を迎えています。参加者は、病院や訪問看護ステーション、デイサービスの看護職、大学や専門学校の看護教員、大学院生、看護学部生等です。主な目的は、ナイチンゲールの看護思想を看護実践に活かすことです。

　活動は、毎月の例会と看護の日（5月12日）にちなんで年に1度、看護講演会を開催しています。例会に参加した看護職のなかには、看護理論をより学びたいと大学院の科目履修生や大学院への進学を行い、自身のキャリア形成につながっています。

　活動に関して、2019年度は彦根長浜地域連携協議会事業、2020年から2023年度の期間はびわ湖東北部地域連携協議会事業の協賛を受けており、大学と地域との交流を深める後押しとなっています。2023年9月4日に城ケ端初子先生が永眠されました。研究会一同、ご冥福をお祈りするとともに、尊敬する城ケ端先生と学び合ってきたナイチンゲールの看護思想を6作目の集録集として報告したいと思います。

　2024年元旦に能登半島地震が起きました。石川県珠洲市は、城ケ端先生の故郷であります。能登半島地震で被災された皆さまに、心よりお見舞い申し上げます。被災された皆さまの、一刻も早い復旧・復興を願っております。

　本書は、城ケ端初子先生とともにはぐくむナイチンゲールの看護思想として4部で構成されています。

　　第1部　　城ケ端初子先生とともにはぐくむナイチンゲールの看護思想
　　第2部　　研究会例会における学び
　　第3部　　ナイチンゲール看護講演会
　　第4部　　ア・ラ・カ・ル・ト

　本書の出版にあたり、OMラボの大橋氏、サンライズ出版の藤本氏のご尽力を頂きました。紙面をお借りして深謝いたします。

令和6年3月

編著者を代表して

桶河　華代

第 8 回ナイチンゲール看護講演会／開催日2023年 6 月17日

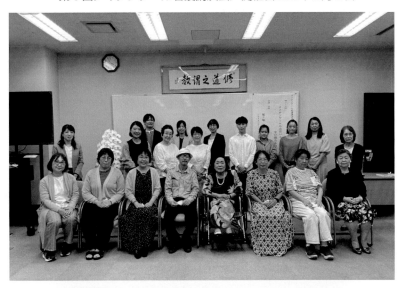

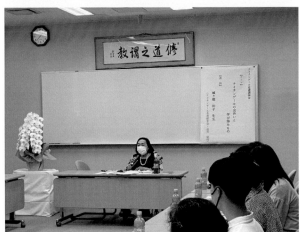

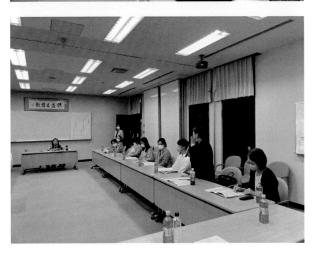

第43回　例会／開催日 8 月19日　ハイブリッド講義

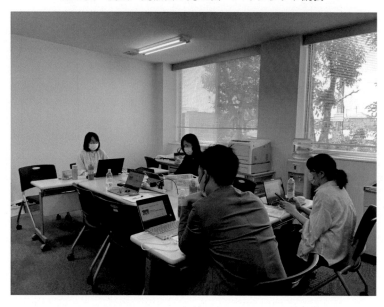

城ケ端初子先生（聖泉大学ホームページより）

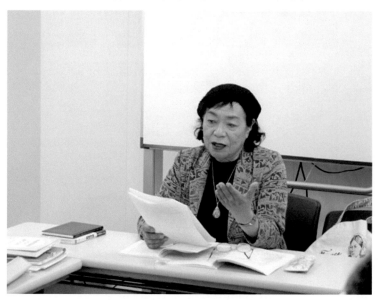

目　次

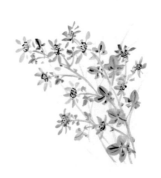

第1部

ナイチンゲールの看護思想

城ケ端初子先生とともにはぐくむ

１．城ケ端初子先生から受け継ぐナイチンゲールの看護思想

桶河　華代

はじめに

　城ケ端先生、「看護とは何か」、「看護師とは何をする人なのか」、そして「ナイチンゲールの看護思想」を学ぶ機会を与えてくださり、ありがとうございました。城ケ端先生から受け継いだナイチンゲールの看護思想をこれからの看護教育に活かせていきたいと思います。

　わたしが特に受け継いだものとして、「60点を目指そう」という言葉です。講義の資料作成や論文執筆において100点を目指しがちですが、そうすると完成せずに終わってしまいます。城ケ端先生は、「60点でいいから」とできたところまでをかたちにする。次に少し進歩したものを完成させていくのが良いと言ってくれました。それからは、未熟な完成形でも結果を残すことを心掛けました。講義や論文には旬があると思うので、とりあえず結果を出すことを目指すようになりました。二つ目に、自分を認めて成長していくために、どうすればよいのかを教えてくれたと思います。その一つに「職位を上げていく」ということでした。単に自分の利益や快楽のみを重視して、他者の利益を軽視する思考の「エゴ」ではありません。職位が上がれば、その職位に合わせて自分が追いつき、成長するということです。大学が変わり、やっとその意味が理解できるようになりました。城ケ端先生の著書である「ナイチンゲールの看護思想を求めて―看護職者としての60年間を振り返る―」[1]の最後に「教えることは学ぶことである」ということが記述させられていました。その言葉にはっとしました。多くの看護職者や学生との出会いは、わたしを成長させてくれたと実感できるものであります。

１）「60点を目指そう」

「60点を目指そう」は、論文、集録集、講義、講演など、多くの場面で城ケ端先生は言われていました。60点でよいという意味を考えてみました。前述したように100点をとるためには時間がかかります。時間をかけて100点という完成はしても、他人からみたら100点とは限らないし、方向性が違う可能性もあります。まずは、60点でいいから早めに提出して方向性の確認を行えばよいということです。そうすれば、期限までに修正する時間が確保できます。

　人間の行動や思考の９割は、習慣化（潜在意識を含む）によって自動化されます。新年に目標を立てて意気込んでも、３日坊主で終わるのはよくあることです。新しいことを習慣化するのに必要なのは、瞬間的な意欲や努力ではなくて、「継続」であるということです。努力や我慢は、むしろ継続には逆効果だと思われます。なので、時間をかけて100点の仕事を１コするよりも、60点の仕事を３コやってもらったほうがいい。自分ひとりで作成するというよりも、周りの意見も取り入れ

ることが大事です。そうすることで最後までやり遂げられます。この集録集も６冊目となりました。何人かで作り上げて、やり遂げてきたことが継続できている証だと思います。

２）「教えることは学ぶことである」

　フランスの哲学者ジュベールの言葉に「教えることは二度学ぶことである」[2]があります。これは、人に何かを教えようとするとき、自分の知らないことがあることに改めて気づき、それを補おうとします。教えるたびに改めて学び直しているという意味です。杉森氏は、「どのような立場であれ，教える側は相手があって初めて教え手になるということだ。「教える」という行為が成り立つ（＝「教えた」）のは，相手が「身についた・学んだ」と実感を持った時である。相手の実感がなければ，教えたのではなく伝えたにすぎない」[3]と述べています。

　教えるということがいかに難しいか、ということです。わたしは看護教育に携わり、13年目を迎えています。「教えることは学ぶことである」という意味を実感してきています。これからは「教える」こと楽しみながら看護教育をしていきたいと思います。特に、城ケ端先生から受け継いだ、ナイチンゲール看護思想である「看護とは何か」、「看護師とは何をする人なのか」を伝えていくことが、わたしの使命だと思っています。

３）城ケ端初子先生から受け継ぐナイチンゲールの看護思想

　城ケ端先生とは、聖泉大学の印刷室で授業資料や例会の資料を印刷されていたときが最初の出会いです。そのときに話を聞いて、例会に参加するきっかけをいただきました。どんな先生なのかと、『ウィキペディア（Wikipedia）』[4]にて検索すると、城ケ端先生の名前が掲載されていました。さすがに凄い人なのだと驚いた記憶があります。その後、講義や例会でご一緒していくと、50冊くらい執筆していること、留学するために英語を猛勉強したこと等を聞いて、生涯学習なのだと思いました。また、病気とも戦っておられ、手紙をいつも書くことから、まるでナイチンゲールのようだと尊敬していました。

　2018年４月からわたしと髙島先生が事務局となりました。例会では、城ケ端先生からナイチンゲールの看護思想を学び、論文や集録集をまとめていきました。その成果を表１にまとめています。『看護覚え書』では、章を丁寧に読み解き、自分たちの看護を振り返って発表するスタイルは新鮮な体験でした。最初の集録集は、研究会の活動2015年10月〜2018年５月までの活動の報告となり、遠い記憶をたどりながら仕上げていきました。研究会として、「ナイチンゲールの看護思想を実践に活かすにはどうすればいいのか」が目標でした。

　『病院覚え書』では、「病院がそなえているべき第一の必要条件は、病院は病人に害を与えないことである」[5]で始まり、参加者がこの文章に驚いたのを鮮明に覚えています。当時の病院での死亡率や病院の構造や環境、病院のさまざまな組織についてまで詳細に記述されていました。回復期患

者のための病院については、「内科的ないし外科的治療が絶対に必要である時期が過ぎたらならば、いかなる患者も一日たりとも長く病院にとどまるべきではない、これは例外のない法則である」[6]といわれていました。現在、日本の病院には、地域包括ケア病棟、回復期リハビリ病棟が存在しています。ナイチンゲールが健在なら納得されると思います。

『救貧覚え書』では、「われわれが第一にすべきことは、あらゆる病人（働く能力のない人々）に、彼らが治療や世話を受けられるような場所を提供して、彼ら全員を救貧院からそこに移すことである」[7]というように救貧法や慈善事業に触れています。ナイチンゲールは、政治に関与し福祉施策にも力を注いでいました。

ナイチンゲールの生誕200年を記念する年には、新型コロナウイルスの感染拡大が起こり、換気の重要性を再確認しました。パンデミック時の看護職の活躍をナイチンゲールが見ていたら、「ほらね言った通りでしょう」と看護教育の質の向上を誇りに思うでしょう。『病院の看護と健康守る看護』では、暮らしを支える地域看護の重要性を示していました。臨床や地域の看護者、看護教育者がナイチンゲールの看護思想を取り入れて発表することで、ナイチンゲールの看護思想が看護実践に生きていることを実感できた年でもあります。ナイチンゲールの看護思想を語り継ぐことで生まれた成果であると実感できます。

このようにナイチンゲールの書籍を用いて、城ケ端先生から8年間という長期にわたり、ナイチンゲールの看護思想を受け継いできました。次は、私が伝えていく立場だと思っています。看護基礎教育のなかだけでなく、例会を継続し多くの看護職者と研鑽しながら学び続けていきたいと思います。

おわりに

城ケ端先生の著書「マロニエの木かげで」[8]のなかで、「野に咲くベロニカのように」というエッセイが掲載されています。このエッセイは、辞令を受けた当時に「看護学の歴史が浅いことで、学問的にも確立されていない学科、その学科のレベルを上げるように研究活動していくように」といわれたときの心情をまとめたものです。踏まれても強く美しい花をつけながら生きていく、ベロニカに対する思いを込めて書かれています。「ベロニカの花のような清楚な美しさと透明な心で、ベロニカの枝葉のような逞しい生命力をもって生きていきたい。いつの日か看護学が他の専門分野と同様の学問体系をもち、自立した専門職人としての看護職を育成したい」とも記述されており、実際に実現されたのだと思います。城ケ端先生、本当に尊敬しています。そして、お疲れ様でした。どうぞ、安らかにお眠りください。微力ながら、その精神を受け継いでいきたいと思います。

「野に咲くベロニカのように」

　　うす紫の　可憐な花をつけし　ベロニカ

　　つつましく　ひたむきに　咲きし花よ

　　雪深き冬を超えて　ともどもに咲けし花よ

　　忍耐　ひたむき　努力　情熱　そして純粋

　　わが道を指し示す　ベロニカの花　一面に咲けり

　　神よ！　自然よ！　私に勇気と不屈の精神を与えたまえ

　　看護の学問（まなび）は　遠く険しく

　　されど　我この道を歩めり

　　きびしい冬の時代（とき）を耐えぬいて

　　花咲ける　ベロニカのように生きたい

　　野に咲く　ベロニカのように

　　野に咲く　ベロニカのように

　　毎日何があろうとも　私は"野に咲くベロニカのように"生きていく

　　それが　私の前に開かれている　道だからである

　　そして　この道しか私には　ないからである

　　そして　この道こそが私の　道だからである

　　そして　この道の向こうにこそ　幸せがあるからである

表1

発行年	集録集または論文名
2019年	城ケ端初子編：ナイチンゲールの看護思想を実践に活かそう！―「ナイチンゲール看護研究会・滋賀」の学びと歩み―，サンライズ出版，滋賀.
	桶河華代，髙島留美，松井克奈子，奥田のり美，千田昌子，城ケ端初子：ナイチンゲールの看護思想を実践に活かそう―「ナイチンゲール看護研究会・滋賀」13回〜19回例会を中心に―，聖泉看護学研究，8，59-66.
	桶河華代，髙島留美，城ケ端初子：『病院覚え書』を読み解く―「ナイチンゲール看護研究会・滋賀」の歩み―，看護展望，10，80-85.

2020年	城ケ端初子編：ナイチンゲールの『病院覚え書』から看護の視点で病院を見直そう！―「ナイチンゲール看護研究会・滋賀」の学びと歩み―，サンライズ出版，滋賀．
	桶河華代，髙島留美，松井克奈子，後藤直樹，岸本沙希，國松秀美，出石万希子，吉永典子，浅居美樹，城ケ端初子：『病院覚え書』を読む―「ナイチンゲール看護研究会・滋賀」の歩み―，聖泉看護学研究，9，79-82．
2021年	城ケ端初子編：ナイチンゲールの『救貧覚え書』から―「ナイチンゲール看護研究会・滋賀」の学びと歩み―，サンライズ出版，滋賀．
2022年	城ケ端初子編：新型コロナウイルスとナイチンゲールの看護思想を考える―感染蔓延化の中で改めて問い直す―，サンライズ出版，滋賀．
2023年	城ケ端初子，桶河華代，髙島留美，編：看護実践に生きているナイチンゲールの看護思想を見直してみよう！―「ナイチンゲール看護研究会・滋賀」の学びと歩み―，サンライズ出版，滋賀．
2024年	桶河華代，髙島留美，編：城ケ端先生とはぐくむナイチンゲールの看護思想―「ナイチンゲール看護研究会・滋賀」の学びと歩み―，サンライズ出版，滋賀．
	岸本沙希，桶河華代，髙島留美，後藤直樹，城ケ端初子：ナイチンゲールの看護思想を実践に活かすための研究会活動と課題―ナイチンゲール看護研究会・滋賀の8年間の歩み―，聖泉看護学研究，13，

文献

1 ）城ケ端初子：フローレンス・ナイチンゲール生誕200年　ナイチンゲールの看護思想を求めて－看護職者としての60年間を振り返る―　ナイチンゲールの看護思想を学ぶ会　サンライズ出版　2022　p296

2 ）ジョセフ・ジュベール（Joseph Joubert）：「パンセ」1754年～1824年

3 ）杉森 公一：週刊医学界新聞（看護号）　第3467号　2022.04.25

4 ）フリー百科事典『ウィキペディア（Wikipedia）』：https://ja.wikipedia.org/wiki/

5 ）フローレンス・ナイチンゲール　薄井坦子訳：ナイチンゲール著作集　第2巻　病院覚え書　現代社　1974　p293

6 ）前掲書 5 ）　p293

7 ）Florence Nightingale　金井一薫訳：ケアの原型論　救貧覚え書　現代社　1869/1998　p240

8 ）城ケ端初子：マロニエの木かげで　閑山房　埼玉　1998　p28-30

２．ナイチンゲールの看護思想を伝えていくということ

髙島　留美

看護理論との出会い

　多くの看護師がそうであるように、私が看護理論を知ったのは看護学生時代の授業です。そこで学んだのは国家試験の対策程度の知識と、レポートのために臨地実習での体験を理論に当てはめるというものでした。卒業し病院に勤務すると、看護理論を口に出す看護師はおらず、仕事の基盤としていたのは「経験」と「疾患と看護のHOW-TO本からの知識」でした。とにかく疾患や症状、治療を多く知り、診療の補助業務をテキパキとこなし、医師や患者、コメディカルからの要望にタイムリーに応えることが立派な看護師なのだと信じていました。

　あるとき、看護教育に関心を持つようになった私は、看護専任教員養成講習会を受講し、そこで看護理論と再会しました。看護理論の課題は、選択した看護理論家の一人について、理論がつくられた時代背景や考え、解釈しまとめ発表していくものでした。その学習に欠かせないものが「実践に生かす看護理論19」という本でした。その内容は、当時の時代背景から臨床での活用まで優しい言葉で要点が述べられており、とっつきにくい看護理論だったはずなのに、それを読むことで興味が持てるようになりました。そこから、難解なぶ厚い看護理論の本を読むことができるようになり、私は看護理論の奥深さを知ることになりました。すると看護理論を学ぶことで、それまでの経験だけで判断し、勝手な憶測で患者を理解したつもりになっていた自分に気づきはじめました。そして、診療の補助を中心に考えていたことを大いに反省するとともに、私は看護として当然のように何気なく行ってきたことが、理論をとおすと、私たちの「看護」がキラキラと輝き、先を照らすように感じたのを憶えています。

ナイチンゲール看護思想とのめぐり逢い

　講習会終了後、私はさらに看護教育を学ぶため大学院に進学しました。そこで、「看護理論」の授業で講義を担当されていたのが城ケ端先生でした。はじめてお会いしたとき、この先生が私を看護理論の一歩を踏み出させてくれた、あの「実践に生かす看護理論19」の著者であることを知り、とても驚きました。城ケ端先生の授業は、その著書のとおりに解りやすく、私はさらに看護理論に興味を抱くようになりました。そしてお誘いいただき、「ナイチンゲール看護研究会・滋賀」に参加させていただくようになりました。研究会では、「看護覚え書」や「病院覚え書」などナイチンゲールが伝えてくれた看護思想について、毎回章立てごとに城ケ端先生が丁寧に解説してくださいました。その内容は、当時の社会情勢や文化などを含め、物語のように楽しみつつ、納得させられる考えや痛いところをつかれる指摘、新しい知見とも思われることもあり、ナイチンゲールの凄さに感

嘆するばかりでした。次第に、ナイチンゲールの偉大さに感心するばかりでなく、私自身はどのように看護していたのだろう、どうすればいいのだろうと考えるようになりました。

ナイチンゲールの看護思想を伝えていく

　私は看護職としての人生を、臨床の看護師から教育の場へと移しました。看護学生へ何をどのように伝えていくのか迷い、看護理論の授業では城ケ端先生の授業構成を手本にしました。まずはナイチンゲールの生きた時代背景を説明し、「看護覚え書」の各章をわかり易く解説することでした。90分の講義では、城ケ端先生のように学生に分かりやすくかつ詳細な説明はできませんでしたが、学生の感想をみると、「これから看護師になるための演習や実習もたくさんしていくと思いますが、小さなことでも気づき、少しでも患者さんに快適にすごしてもらえるように頑張りたい」や、「ただただ仕事をこなすのではなく、ナイチンゲールのように一つ一つ意味を考えて患者さんのことを思って行動できる人になりたい」など、ナイチンゲールの観察力や思考力に心を動かされ学生自身の看護の道しるべとなっていることがうかがえました。

　臨地実習では、環境整備の場面において、ナイチンゲールの看護思想についてのディスカッションを行いました。ある学生は、「看護覚え書」の第4章：音から、「患者さんは敏感なので、シーツ交換1つにしても、ものを動かすときやカーテンの音を」静かにしないと不安や不快につながると思った」と述べ、ある学生は、第3章：小管理から、「看護師さんは患者さんの訴えをしっかり聴いて、他の人にも伝えていた。それでこそ信頼のおける看護師になれるのだと思った」など、患者への影響を人的・物理的環境から考える機会となりました。

　このように、基礎看護学領域では、「環境論」といわれるナイチンゲールの看護思想を伝えていくことは分かりやすいもののように思います。しかし、その後の領域別実習では、身体的・精神的な症状について注視されるため、なかなかナイチンゲールの基本的な看護を振り返ることやレポートのテーマには挙げられないように思います。この研究会でいつも議論しているように、看護の基本である重要な「環境」について、どのように伝えつづけていくのか考える必要があります。そのためには、まずは教員自身がナイチンゲールの看護思想を伝えることを忘れず、少しでも教員仲間に伝え続け、看護場面のあちこちに、ナイチンゲールの看護思想が息づいていることを伝えていくことこそが使命であると考えます。

さいごに　（親愛なる城ケ端初子先生）

　私からみた城ケ端先生は、ナイチンゲールにどこか似ておられています。分かりやすい説明、引き込まれる文章力、次々に書籍を発刊されること、堂々と意見を述べられる発信力、後進を想う気持ち、たくさんの書簡、そして、感情豊かに人間味のある話も、城ケ端先生すべてが魅力あふれる存在でした。何よりナイチンゲールのように看護と教育に情熱に満ち溢れ、私たちに伝え、支えに

なり、育ててくださいました。その想いに答えることは容易ではないのですが、少しでもこのナイチンゲールの看護思想を多くの人に伝えていくことを続けていこうと思います。

城ケ端先生、先生からいただいた言葉一つ一つを決して忘れません。城ケ端先生にまだまだ教えていただきたいことがたくさんありますが、叶わぬ今、どうか、いつものように、「そうか、そうか、大変だけどできるよ、がんばれ」と天から励ましてください。

文献

1）城ケ端初子編著：新訂版　実践に生かす看護理論19　サイオ出版　2013

3．看護実践の場で看護理論を生かすために
―ナイチンゲールの看護思想を中心に考える―

後藤　直樹

はじめに

　私は看護師となり22年が経過しようとしている。看護師としての経験は16年程になるだろうか。私は、看護学校を卒業し2次救急を受け入れる外科内科混合の一般病棟で勤務を始めた。その当時、看護実践の場で看護倫理を活用していたか問われると、活用できていなかった。その理由として、看護理論に触れる機会が無かったことに加え、看護理論に対して苦手意識があった。そのため、実践で看護理論を生かすといった意識は無かった。そのような状況ではあったが、看護師としての経験年数を重ねていくと実習指導者養成講習会や、看護協会のキャリアアップ研修に参加する機会が増えていった。その際、それらの研修が看護理論を学びなおす場となっていった。その後、私は令和元年に大学院へ進学した。大学院への進学のきっかけとなったのは、城ケ端初子先生との出会いであった。そして、大学院で看護理論について学び直し看護理論について学びを深めていった。特に、ナイチンゲール看護研究会・滋賀の例会に参加するようになり、その例会を通して実践と理論を結び付ける機会となった。これらの体験を通して、質の高い看護を提供するためには、看護理論を活用して実践を振り返り、看護実践に生かしていくことが必要だと感じた。そこで、看護実践の場で看護理論を生かしていくために、ナイチンゲールの看護思想から看護実践の場を振り返り、どのような働きかけが必要かについて考えていきたい。

1）ナイチンゲールの看護思想から看護実践の場を振り返る

　ナイチンゲールの『看護覚え書』を手にしたのは、看護専門学校に入学してからであった。その

当時は、ナイチンゲールの存在は知っていたものの、看護覚え書の内容は理解できていなかった。1年生の看護学概論の授業で『看護覚え書』を読んで感想をレポートにまとめたことを覚えている。しかし、ナイチンゲール看護研究会・滋賀に参加するまでは、『看護覚え書』の具体的な内容は覚えていなかった。

　看護実践を行っている中で、再び看護理論に触れ、『看護覚え書』を読み直す中で、自分が行ってきた看護実践をナイチンゲールの看護思想から振り返ることができた。私自身が看護実践を振り返える中で『看護覚え書』のなかで印象的な章は、「換気と保温」や「小管理」、「病人の観察」であった。「換気と保温」に関しては、特にコロナウイルス感染症をきっかけに環境について振り返り、考える機会が増えていった。換気をどのように行うのかは、コロナウイルス感染症を予防する上での課題であった。実際に、換気をすれば室温が下がることが問題となっていた。ナイチンゲールは、「窓が適切に設けられており、かつ暖炉に燃料が適切に供給されてさえいれば、ベッドの患者に新鮮な空気を確保することは、比較的容易である。そういうときに窓の開放を怖れてはならない。ベッドのなかにいて風邪をひかないからである。（中略）適切な掛け物と必要に応じて湯たんぽを使えば、ベッドのなかの患者を常に暖かく保ちながら、同時に十分な換気もできるのである」[1]と述べている。このことから、窓の開放に怖れず患者を保温し寒気を感じさせない工夫を行うことが重要だと気付くことができた。また、私は看護管理者や、教育者の立場から『看護覚え書』や『病院覚え書き』を活用し自分の看護実践を振り返ることができた。ナイチンゲールの看護思想は200年経っても十分に生かすことのできる内容であり、看護の質を上げるために看護理論を用いて振り返ることの重要性を感じた。

　そこで次に、看護基礎教育の場での看護理論を活用するための働きかけと、看護実践の場で看護理論を活用するための働きかけについて考えていきたい。

２）看護基礎教育の場での看護理論を活用するための働きかけ

　私は現在、看護基礎教育に携わっており、看護理論を活用するための働きかけについて考えていきたい。看護学生が看護理論に触れる機会は、看護概論の授業や基礎看護技術の授業の環境調整の場面であろう。私は成人看護学領域を専門としている。授業では成人看護援助論で慢性期患者の看護を担当している。また、実習では成人看護学実習（慢性期）を担当している。この授業と実習指導を振り返ると、あまり看護理論について触れることがなかったように感じる。このことが学生の看護理論の活用する機会を少なくしている要因になっていると考える。そこで、授業や実習指導の中で、一場面を取り出し看護理論を用いて現象を説明したり、看護の方向性を示したりすると理論と実践が結びつくのではないだろうか。そうすることで、「１年生の時に看護理論について習った気がする」から、「学生時代から看護理論を活用して考えたり振り返ったりしていた」といった学生の発言に変わるのではないかと考えている。在学期間中、常に看護理論に触れる機会を作ること

が重要だと考える。そして、看護実践の場で看護理論を活かすことができるように、看護基礎教育から実践で活かすことのできる看護師を育成することが私の課題であると考える。

3）看護実践の場で看護理論を活用するための働きかけ

　看護実践の場では、各県の看護協会が企画する看護理論の研修や、実習指導者講習会、認定看護管理者教育課程において看護理論に触れることになるだろう。また、院内教育の中で、ケースレポートによる振り返りや、ナラティブ研修会を企画して看護理論を活用している施設もあるのではないか。看護師の日々の業務は忙しく、求められている役割も多くある。そのような日々の中で、自分の看護について振り返る機会が必要ではないか。このことから院内研修で振り返る場を設けることが必要であると考える。私は、ナイチンゲール看護研究会・滋賀に参加し、城ケ端先生よりナイチンゲールの看護思想について学び、自分の看護を振り返ることで、忙しい看護実践の場からほっと一息つく機会をもらっていたように感じる。このことから、ナイチンゲール看護研究会・滋賀などの活動も看護実践の場で看護理論を活用するために重要な役割を果たしていると考える。そのため、本研究会を継続して行く必要があると考える。さらに振り返ることの必要性を現場に伝えていくことが必要だと考える。

おわりに

　城ケ端初子先生に出会い、看護理論を実践に生かすことは自分の看護観を構築することや、看護の質の向上のために重要であるということを学んだ。城ケ端先生の著書には、「私に残された課題は、もっと多くの看護職の方々にナイチンゲールの看護思想を学び、実際に看護実践に活用できる学習の場を作ることである。そして、看護はナイチンゲールの看護思想が根底に流れており、それに基づいて展開される患者ケアを通して看護の質向上につながるのである。それは、また看護職者が専門職として、社会に評価されることにもつながるものであると思う」[2]と述べられている。城ケ端先生の活動や関りから先生の思いが伝わってきた。また、多くの著書の「実践に生かす」という言葉の意味を考えると城ケ端先生の思いが伝わったように感じる。今後は、城ケ端先生の遺志を受け継ぎ、今後も看護理論と実践を結び付けていきたい。さらに、看護基礎教育に携わる者として看護理論と実践が結び付けられるような看護職者を育成していきたいと考える。

文献

1）フローレンス・ナイチンゲール著　湯槇ます　他訳：看護覚え書改訂第 6 版　現代社　2000　p23

2）城ケ端初子著：フローレンス・ナイチンゲール生誕200年ナイチンゲールの看護思想を求めて―看護職者として歩んだ60年を振り返る―　サンライズ出版　2022　p296

4. 城ケ端初子先生から教わったナイチンゲールの看護思想

岸本　沙希

1）「ナイチンゲール看護研究会・滋賀」への参加

　ナイチンゲールは近代看護の創始者といわれており、近年ではCovid-19の感染拡大によりナイチンゲールが理論として唱える看護が実践に生かされていることが実感できたのではないか。「ナイチンゲール看護研究会・滋賀」では、城ケ端先生と参加している看護職者とともにナイチンゲールの看護を読み解いた。私が初めて参加した回は『病院覚え書』を読み解いており、城ケ端先生のなんともいえない心地よい声に聞き入ってしまったのをよく覚えている。当時、私は病院の救命救急センターに所属していた。また、災害看護にも興味を抱いており、日本看護協会が養成している災害支援ナースにも登録していた。そこで、災害看護の原点はナイチンゲールであると言われていたが、その当時は自分自身がナイチンゲールのことについて曖昧な部分もあった。そのため、ナイチンゲールのことをもっと学修して深く知りたいという思いがあった。ある日、図書館で城ケ端先生の著書である「誰でもわかる看護理論」を読む機会があり、そこで城ケ端先生が聖泉大学におられることを知った。とてもわかりやすく、初学者の私にもよく理解ができる本だった。その後、元上司と出会うことがあり、災害看護の話からナイチンゲールに興味を持っていることを話していたところ、「ナイチンゲール看護研究会・滋賀」が存在することを知り、また城ケ端先生が代表をされていると聞いた。そこで、初めて「ナイチンゲール看護研究会・滋賀」へ参加をする機会となったのである。

2）大学院進学への道

　ナイチンゲールはクリミア戦争で環境整備を徹底し、感染症を減少させ死者数を減少させた。また、「看護覚え書」の中で看護実践について、看護の視点から説明していた。当時救命救急センターで働いていた私の中で看護とは一体何なのだろうか、と自問自答していた。その中で、「ナイチンゲール看護研究会・滋賀」に参加したことで、さまざまな看護職者をディスカッションし、看護について言語化する良いきっかけとなった。臨床看護師、訪問看護師、看護学生、教員などさまざまは看護職が集まり、ナイチンゲールの看護思想が臨床での看護実践とどのように活かされているのか、またどのように実践していくべきかディスカッションすることで、今までとは違った視野で看護を考えることができるようになったのではないかと考える。

　臨床現場では、窓を開けて換気することが少ない。それは、病院全体で空調設備が整っており窓は鍵がかかっている施設もある。現在の病院事情の中で、実際に各病院に合った方法を工夫しながら、患者にとって最善の療養環境を整える方法を考えるきっかけとなった。災害時の避難所でも、

換気を行い、療養環境を整えることで感染症の予防、災害関連死の予防に繋がる。避難所では、まさにナイチンゲールの環境論が実施される場であると痛感する。

また、救命救急センターでは患者の病態が急変することが多い。生命を守り健康と安楽とを増進させるためにこそ、観察をするのである[1]といわれている。病人の観察とは、患者の生命を守り患者がより安心安全な状況を保つことができるように、看護師は専門性を持ちつつ、看護実践を行う必要があると考える。観察とは看護師の専門性を発揮し、看護の視点で患者の変化を見極めることができる。看護師が専門職であることをナイチンゲールは述べており、看護師は専門的知識と技術を持って患者へ関わっていく必要がある。

このようなディスカッションは私には今までに行う機会がほとんど無く、とてもよい刺激になった。その後、城ケ端先生のゼミである看護教育学領域に入学した。大学院では、看護理論のプレゼンテーションを大学院生で実施し、ナイチンゲール以外の看護理論も教わることができた。ナイチンゲールを基盤とした理論もあり、よりナイチンゲールの偉大さを知ることもできた。

3）災害看護からの学び

災害看護では、まさにナイチンゲールがいう環境、感染予防を実践することが避難所での看護に繋がる。災害関連死が多い避難所では、「看護覚え書」の中で伝えられる換気や保温、物音、食事、陽光、観察などすべてが当てはまり、再度「看護覚え書」を読み直すと、避難所での看護の理解が深まる。まさに、看護の視点から実践できることが多くあると考える。近年ではCovid-19による感染症に対してもまさに同様である。ナイチンゲールが伝えてきた内容全てが、当てはまりいかに環境整備が重要であるか理解できる。災害といえば、災害医療が目立ちトリアージや医療行為が注目されがちであるが、亜急性期では、最大限に看護の力を発揮することで、災害関連死を少しでも減少させることができる。私は避難所で余儀なくされる被災者はもちろん、避難所で活動される医療従事者を助けたいという思いで、災害支援ナースを受講し登録している。ナイチンゲールが述べている理論を、現地で実際に行うことで「理論を実践に繋げる」という城ケ端先生がいつもお伝えされていた言葉を思い出して看護実践に繋げることができればよいと考える。

おわりに

これまで、「ナイチンゲール看護研究会・滋賀」で、いろいろなディスカッションを行い、ナイチンゲール看護の知識を深めてきた。城ケ端先生の講演は、いつも心に響き、癒やされ、また楽しく聞くことができた。また、私の看護観をナイチンゲールの看護理論によって深めることができた。深くナイチンゲールを知ることによって、現在の看護に通ずることがたくさんあり、ナイチンゲールが長年伝えてきたことが、今の時代になっても受け継がれているということはなんて素晴らしいことなのだろうかと感動を覚えた。これまで、「ナイチンゲール看護研究会・滋賀」の参加や大学

院での教育指導、現在携わっている大学教員であることなど、たくさんのことを教え支えていただいた城ケ端先生に深く感謝し、看護の道を自分なりにしっかり歩んでいきたい。

文献

1）Nightingale, F. 湯槇ます　薄井担子（訳）：看護覚え書─看護であること看護でないこと─改訳第7版　現代社　東京　1868/2016　p210

5．「ナイチンゲール看護研究会・滋賀」に参加して振り返る
─城ケ端初子先生の出会いと今後の看護思想─

千田　昌子

　今から数年前、約9年前になろうか。以前の看護専門学校で、研究会の事務局をしておられる桶河先生と出会い、同僚の奥田先生に誘われ聖泉大学のナイチンゲール看護研究会・滋賀に参加したのが研究会との始まりである。その頃、城ケ端先生は、大学院研究科教授で、看護理論の講義を担当されており研究会のメンバーもゼミに参加し履修していたのである。

　私が初めて研究会に参加したのは、もうすぐ初夏を迎える頃で、同僚の先生に連れられ大学まで静かな田舎道を歩いて行ったことを思い出した。研究会の本部聖泉大学は、田園の中にポツンと建物が見えていた。先生と初めて出会い暖かな優しい目とオーラを醸し出す雰囲気を持つ姿、そして、看護学問の洗堀者の印象でありながらも、屈託のない口調と声の質感に、近親感を覚えている。一般的に教授と言えば、重々しく難しそうなイメージを持ちがちである。しかし、先生は長年の看護教育に携わり、F・ナイチンゲールの研究者として歩んでこられたバックグランドをお持ちの方で、『看護覚え書』の原著を紐解いていく言葉の意味や語りは、聞く者にとって、その場に居る者とって、まるで200年余りのイギリスの歴史が蘇るような解析が加わり、言葉の1つ1つの意味深さや重みを感じ、わかりやすく内容を理解することができる。

　初めての参加した私は、『看護覚え書』に、大いに興味をそそられ研究会に参加できたことに喜びを感じることができたのである。その後も優しくひも解く先生の言葉は、いつも心地よく伝わり、意味や内容に癒されたのである。この感覚は今でも昨日のように覚えているのである。城ケ端先生が、原著を読み解き説明し、わかりやすく資料も用いながらも優しい語り部と豊富な経験からの講義は時間たつのも忘れるひと時で、研究会に参加した者にとってきっと看護の原点に戻るように指し示し、私にとってF・ナイチンゲールへの学びと関心を持つ大きなきっかけとなったのである。参加当時の研究会は、『看護覚え書』の序文を過ぎたあたりで、第2章住居の健康であったように

記憶している。先生の読み解く原著の語りに聞き入った。そして、定例の研究会の時間の最後は、メンバーが、感想や意見を交換し毎回の学びを振り返る時間が設けられ、参加した皆の想いを共有することができたのである。城ケ端先生が講師として、研究会運営者の方々の尽力で、年２回程の外部講師を招いての定例会の運営に賞賛し、時は過ぎた。

　月１回の研究会や年１回の講演会に参加する中、著書も『看護覚え書』を読み解き、『病院覚え書』の後に『救貧覚え書』と進んでいった。『病院覚え書』は、病院の構造や医者、看護にあたる者が病める人々を健康にするのは当たり前で、患者中心の医療は事実できているのだろうかというＦ・ナイチンゲールの問いにディスカッションやワークを行い、そして、当研究会の軌跡を残す事を重視された城ケ端先生の監修のもとに集録集も完成しているのである。そして、その根源は『看護覚え書』に称されているもので医療だけでなく公衆衛生や現在の地域包括にもつながるものである。今振り返ると『看護覚え書』や『病院覚え書』とすすむ中で、先生はロンドンへ行くことを勧めてくださったのもこの頃である。

　実際にコロナ感染流行の直前の時期で何とかロンドンへ行くことができた。この経験は、研究会のメンバーとともに、生誕の地から墓場まで、Ｆ・ナイチンゲールの生きた軌跡を追うことにより、現実的で偉大な人物であると敬愛せざるを得なかった。その後３年間コロナ禍で世界中の看護に関わる者は改めてＦ・ナイチンゲールの看護を改めて教訓としたのは言うまでもないのである。時代は変わっても人として、女性として看護の科学的礎を気づいた１人の先駆者としてより深くとらえるべきだと痛感したのである。看護の創始者であるＦ・ナイチンゲールは、病める人のみでなく健康な人へも全人的に科学的根拠持って捉えること。根拠なしでは判断することできないこと。自然の回復過程を支える看護実践は、自然・いのち・人間をつなぎ科学的思考が求められると提案している。

　昨年９月初旬に訃報が届いた。もう先生にお会いできないと思うと寂しいが、この研究会は先生の熱い思いとご意志を継続するためにも運営局の皆様が引き続き10月の定例会も行われた。きっとこれからも見守ってくださるだろう。城ケ端先生も、いかなる場に存在しても、看護に携わるものとして、あるがままの現象を受け入れ、その物事を尊敬し、全身全霊を持ち自らの思考を練ることを教えてくださっていたのではないだろうか。私自身、残りの時間も看護教育に関わり終止符を付けると考えるが、常に物事の意味を解析していくことと、看護の主たる礎を忘れず、城ケ端先生のご意思を受け止め邁進していこうと考える。

文献

フローレンス・ナイチンゲール　薄井坦子他訳看護覚え書　看護であること看護でないこと　改訳第７版現代社
　　2011

6．城ケ端初子先生とともにはぐくむナイチンゲールの看護思想

齋藤　京子

1）看護理論への興味

　看護師20数年を超えた頃、訪問看護認定看護師の教育課程に進んだ。その時、看護の本質とはなんだろうと改めて考えさせられた。参考となる良い本はないかと書店を訪れた。看護に関する書籍は山のようにあり、探索していると「やさしい看護理論2　ケアとケアリング」が目に留まった。150ページほどの薄い本で、パラパラとめくるととても読みやすく、私のような看護理論初心者にはもってこいの本だと思い、即購入した。本の内容は、ケアとケアリングについて解説され、看護理論を基本に看護展開していくことの大切さが書かれていた。その本に感銘を受け、看護理論をもっと深く学びたいと思った。とはいえ、看護理論の本はまたも膨大にある。教育課程で学ぶ傍らオレム、ペプロウ、等の看護理論本を購入し読んでみたが、言葉が難しく途中で挫折し最後まで読み通せないでいた。

　そんな折、職場に城ケ端初子先生が聖泉大学に着任し、記念講演があるというチラシが届いた。チラシのタイトルは忘れたが、ナイチンゲールの看護理論についてであった。看護理論を学ぶチャンスだと思い申し込んだ。当日、車椅子に着座している先生の姿があった。失礼ではあるがその姿に驚いたのを覚えている。講演が始まると声のトーンに力があり、精力的な方だと思ったのが第一印象である。講演を拝聴し、ナイチンゲール看護理論の時代背景を知り、理論の基礎的な理解が深まった。そしてナイチンゲールの看護理論こそ、在宅看護の根底に置くべきではないか、そのような感想をもった。

　教育課程を無事卒業し、認定看護師資格を取得したものの、自分の未熟さを痛感するばかりであった。いろんなケースに対して認定看護師として何を頼りに看護実践を発揮すればよいのか、悩んでいた。

2）「ナイチンゲール看護研究会・滋賀」との出会い

　看護理論を根底とした看護実践を行いたいとの思いが、段々強くなってきた。しかし、看護理論は独学で挫折した経験から、どうしたものかと思いあぐねていた。そんな折、知り合いから聖泉大学で「ナイチンゲール看護研究会・滋賀」があると紹介された。講演で拝聴した城ケ端先生が中心となって進めているとのことであった。前回の講演で、ナイチンゲール看護理論こそ在宅看護に必要な理論と思っていたため、何の迷いもなく参加を申し出た。

　初めて参加した研究会は、期待と緊張があった。メンバー紹介で、大学や専門学校の先生、大学院生、病院管理職の方が多く、すぐに場違いだと思った。私の様な一介の看護師が来るところではないように感じたのだ。しかも、途中参加で理解できるだろうかと不安でしかなかった。

　研究会は『看護覚え書』を先生が一章節ずつ読み進め、解説を加えていく形ですすんでいた。後

半は、ナイチンゲール看護と現代の看護との違いや感想について各々が思うところを発言していた。最後に初参加の私に感想を問われ、緊張していた私は、参加していることに必死で何を発言していいのか分からず、多分見当違いな事を口走っていたと思う。それが研究会最初の体験である。緊張しながら参加した研究会は、分かるようで分からないという感覚があり、分かるようになりたいという思いがぐっと増した。それから定例会には時間の許す限り参加した。段々と研究会の雰囲気にも慣れ、解説とともに、理論を表面的に捉えている自分に気付くようになった。

　ある日の訪問で、排泄処理をした後に「換気」を意識してやっていないことに気づいた。『看護覚え書』では「換気」は最初に出てくる章であり、城ケ端先生は、いつも口酸っぱく解説していた。その城ケ端先生の言葉がふっと浮かび、ナイチンゲールが述べる「看護は、新鮮な空気、陽光、暖かさ、清潔さ、静かさなどを適切に整え、これらを活かして用いること、また食事内容を適切に選択し適切に与えること―こういったことのすべてを、患者の生命力の消耗を最小にするように整えること」ができていないと気づいたのである。自分の中で理論と実践が結びついていないと感じた体験だった。これは、研究会に参加していなければ考えも及ばなかったのではないかと思う。先生は理論と実践は車の両輪、どちらもなくてはならないとも言っていた。じっくり研究会に関わり理論と実践の答え合わせをいていく機会に参加出来て良かったと思う。その後いろいろな看護理論も学ぶ機会を得たいと思うようになり、先生に学びたいと大学院に進むことにした。

3）思いもよらない出会い

　大学院では、看護理論の基礎的知識を学び、受講生は一人の看護理論家を解説し受講生の前で発表する形で知識を深めていった。私はレイニンガーを担当した。理論を通しながら実践とからめながら発表することは、理論の基礎を理解することに繋がった。

　ある日、先生から1冊の本を頂いた。「この本ね、未だに人気があるのよ、良かったらどうぞ」と渡された。タイトルが「やさしい看護理論2　ケアとケアリング」と見覚えのある黄緑色の本だった。私がとても感銘を受けた本である。それなのに著者である先生とは結びついてなかった。先生がこの本を書いた人なのだと恥ずかしながらその時に知ったのである。自分にあきれながら同時に不思議なご縁だなと思った。

　大学院に通いながら、先生からは海外から来られた看護理論家の講演を勧められた。ベナー博士、ワトソン博士、メレイス博士。堂々たる名看護理論家ばかりである。自分の一生の中でこのような事が起こるとは予想もしていなかった。教科書に出てくる雲の上の存在で、実在しているとも認知していなかった。先生と出会わなければこのような機会は得られなかっただろう。貴重な体験を頂いた。

4）最後に

「ナイチンゲール看護研究会・滋賀」に参加して、先生からナイチンゲールの看護思想を少しずつ

育ませていただいた。時々、違う勉強会に参加した時に、ナイチンゲールが話題に上る。俄然誰よりもナイチンゲールについて語れる。少し優越感である。その時、ナイチンゲールは古いと言われる事もある。口惜しい気持ちになる。じっくり関わってこそ、古くてもナイチンゲールの看護思想は現代でも通ずることを理解できるのだと思った。そうした時、ふと先生も同じように感じたことがあるのではないか、だからこそ、熱心に「ナイチンゲール看護研究会・滋賀」を続けてこられたのではないかと思った。次から次に新しい看護理論は登場してくる。しかし、ナイチンゲールの看護思想はやはり看護の本質だと思う。ナイチンゲールの看護思想と看護実践を今後も模索し、先生が語り継いできた思いを大事に他者にも伝えられるよう微力ながら精進していきたいと思った。

7．城ケ端先生とともにはぐくむナイチンゲールの看護思想

吉永　典子

　私が「ナイチンゲール看護研究会・滋賀」に参加をし始めたのは大学院終了後の2018年からである。当時、看護師長であった私は、実践に看護理論の活用が必要なことは理解していたが、自分自身が活用できていないことを課題としていた。研究会に参加するようになり、ナイチンゲールについて再度学ぶ機会を頂いた。『看護覚え書』『病院覚え書』『救貧覚え書き』を城ケ端先生から学び、改めてナイチンゲールの偉大さを感じた。臨床現場に30年以上携わる身として、臨床で行われる実践を帰納的に考えることができなかった自分が修士課程を終了し、研究会に参加することで、少しずつではあるが、実践の中で理論を活用し後輩たちに看護を伝えることができるようになったと感じている。

　「病院覚え書」のまえがきには「病院が備えるべき真に第一の必要条件は、病院は病人に害を与えないことである、と宣言するとおそらく奇妙な原則だと思われるだろう」[1] と書かれている。実際、看護管理者としては日々の臨床現場で発生する、インシデント症例や転倒転落・感染のクラスターなどを考えると、奇妙ではないことに気づく。現実は、「病院は病人に害を与えてしまっているのではないか？」と考えてしまう。改めて、「病院は病人に害を与えない」ことを再認識し、よく言葉にされる「患者の安全・安楽」の大切さを、後輩に伝えていく必要性を感じさせていただいた。

　2020年には、covid-19の感染拡大がおこり、ナイチンゲールの「換気」についての考え方がこのような現代の世界にも十分通用することを多くの人が改めて考え直す機会が来た。2021年5月の研究会で、「ナイチンゲールの看護思想と新型コロナウイルス感染症―換気をめぐって―」というテーマで城ケ端先生にご講演いただいたことを思い出す。当時の資料をもう一度見返すと、元気な先生の姿を思い浮かべてきた。また、先生の資料の「おわりに」の部分には、新型コロナ感染症が

始まって１年数か月、「緊急事態宣言」「新しい生活様式の実践」など、５類になった今では忘れられている言葉が並べられていた。改めて、文章で残す大切さも学ばせていただいた。

　いつも、研究会のメンバーとそのテーマに合わせたディスカッションは楽しかった。そして、メンバーが話す内容について、最後に城ケ端先生からまとめの言葉を頂くことも貴重な経験であった。そして研究会終了後は「また、明日から頑張ろう！」という気持ちになったのは、様々な人と看護について話すことで勇気や元気をもらえていたからではないかと思う。看護について話す経験はとても重要だと感じる。現場でもどのようにしたら、「看護を語る」ことができるのか？　城ケ端先生が私たちに教えてくださったように、「看護を語る」ことで「看護とは何か」を後輩たちに気づかせていきたいと思う。

　研究会に参加し続けその後、私自身にもナイチンゲール研究会で発表の機会を頂き、「小管理」について話させていただいた。準備の段階で改めて「看護覚え書」の「小管理」の項目を読み直し、学びなおすことができた。この小管理では、副部長職である私が、看護師長への指導について考えさせられた。『「あなたがそこにいるとき自分がすることを、あなたがそこにいないときにも行われるよう対処する方法」を知らないならば、その結果は、すべて台無しになったり、まるで逆効果になったりしてしまうであろう』[2]とナイチンゲールは述べている。この言葉から、看護管理者が不在でもいつもと変わらない看護を提供できるように整えることが、看護管理者の役割であることを伝えることができるようになった。特に昇任したばかりの看護師長は、現場が心配なため、休み中に出勤したりするなど休みをきちんととらない者もいる。そのような時にこの、ナイチンゲールの言葉を活用し、看護管理者の役割を説明することができた。いつも、城ケ端先生には、文章にまとめる機会を頂き、レポートとして提出させていただいたことは、私の大きな糧となっている。このように、毎日の看護実践の中で、「リフレクション」として帰納的に考えることの重要性を学ばせていただいた。また、研究会を通して、ナイチンゲールの言っていることは現代に置き換えるとこのようなことではないか？　と演繹的に考えることが自然とできるようになったように思う。このような経験を通して、毎日の看護実践をナイチンゲールのいう「何が看護であり、何が看護でないか」を考え続けることが大切と考える。これからの時代、労働人口減少となり「効率化」が叫ばれている。このような「効率化」に取り組みながらも「看護であること、看護でないこと」を考え続けていきたい。これらが、城ケ端先生から「ナイチンゲール看護研究会・滋賀」を通して私が学ばせていただいたことである。城ケ端先生、本当にありがとうございました。

文献

１）フローレンス・ナイチンゲール　小玉香津子訳：病院覚え書第３版　日本看護協会出版会　2022　p3

２）フローレンス・ナイチンゲール　湯槇ます他訳：看護覚え書-看護であること　看護でないこと-改訳第７版　現代社　2016　p64

8．城ケ端先生とともにはぐくむナイチンゲールの看護思想

田村　聡美

　平成29年からナイチンゲール看護研究会・滋賀（以下ナイチンゲール看護研究会）に参加する機会を得た。ナイチンゲール看護研究会に参加する前、私自身が抱くナイチンゲールの印象は、看護学生の夏季休暇課題で出されて読んだ、『看護覚え書』の著者であること。看護学校の講堂にナイチンゲールの銅像があり、戴帽式には銅像の手に持っているランプに蠟燭の火が灯されて厳かな式典になること。クリミア戦争で活躍されて、白衣の天使の語源のような人であること。など、私の中のナイチンゲールの知識は、児童書に書かれている「ナイチンゲール」の内容程度の一般的なイメージであった。（いや実際には児童書に記載されている内容も十分理解していたとは言い難い）

　ナイチンゲール看護研究会に参加した初回、『看護覚え書』の後半に差し掛かっていた。事前に学習をしないまま飛び込み参加したので、私の中にあるナイチンゲールに関する拙い知識を総動員しながら城ケ端先生の言葉に耳を傾けた。城ケ端先生の語りは、すーっと心の中に入ってくる。ナイチンゲールに関する知識がほとんどない私の脳裏に、当時のロンドンの情景が映ってくるような不思議な感覚であった。定期的に参加するようになり、ナイチンゲールの物語が繋がっていく感覚があった。ナイチンゲールの思想は現代の看護の場面につながることがある。小管理の項では、管理者としての学びも大きい。『看護覚え書』の小管理の項で城ケ端先生は、「四六時中患者の傍らについていることはできないし、患者から離れることは悪いことではありませんが、自分がいないときにもいる時と同じように看護が行われるよう、整えておくことがとても重要だということです」。患者に必要な看護の要点について「患者個々の看護計画立案であり、病棟全体の環境調整であり、看護師の患者に対する態度（接遇）であり、看護業務のスムーズな遂行である」と述べられ、これらの言葉は、現在の看護実践に通底する。

　ナイチンゲール看護研究会では、『看護覚え書』が終了すると、次に『病院覚え書』に移った。『病院覚え書』は初回から参加することができた。『病院覚え書』には、回復期患者が回復するためには、新鮮な空気、良い食べ物、完全な休息が主要な条件であり、病院という建物が患者に悪い影響を与えてはならないことを学んだ。城ケ端先生から解説を受けた後、ナイチンゲール研究会の参加者で「良い病院とは」について病院の建築物・構造という視点でディスカッションをした。私は急性期の総合病院に勤めており、急性期病院の看護管理者の視点で語り、参加する。参加者は教員や看護学生、介護施設や訪問看護師など多岐に渡り、それぞれの視点で意見を出し合う。それは、働いている自病院では決して得られないグループダイナミクスを感じる時間であった。

　ナイチンゲール看護研究会では年に一度講演会が開催された。ナイチンゲールについて教育の立場から講演があり、このような機会はさらにナイチンゲールの世界観が広がるきっかけとなった。

　令和 3 年 6 月には、大学院の先輩である平木さん、寺澤さん、香川さんと共に、ナイチンゲール看護講演会で医療現場の実践について数珠つなぎにお話しさせていただく機会を頂いた。テーマは、コロナ禍における「換気」であった。何度か 4 人で集まりどのようにすれば、講演会が有意義な時間になるかディスカッションした。結果、平木さんがコロナ禍における医療現場の換気について基調講演後、香川さん、寺澤さん、田村が医療現場の実践についてお伝えし、その後ディスカッションをする対談方式となった。当日急遽、桶河先生が進行していただくことになり、突然のことにも関わらず、短時間の説明ののち、場を仕切ってくださり講演会の参加者と私たちを繋いでくださった。感謝の気持ちでいっぱいであった。終了後、城ケ端先生がいつもの穏やかな笑顔で「とても良かったよ」と伝えてくださり、みんなで写真を撮った一枚は今でも大切な宝物となっている。

　城ケ端先生から学んだこと、ナイチンゲール看護研究会を通じて出会った方々とのかけがえのない時間は、言葉では言い尽くせず原稿にも書ききれない。城ケ端先生からの学びが私の看護管理の基盤となっている。これから先も城ケ端先生から教えていただいたことを糧に学び続けたい。城ケ端先生ありがとうございました。ご冥福をお祈り申し上げます。

文献

城ケ端初子：ナイチンゲール讃歌　サイオ出版　2015

9．城ケ端初子先生とともにはぐくむナイチンゲールの看護思想

寺澤　律子

　看護師を目指すきっかけに、ナイチンゲールの名を挙げる学生は少なくないと思われるが、私は高校生の頃にナイチンゲールの「ナ」の字にも触れていない。私のナイチンゲールとの最初の出会いは看護学生になってからである。看護専門学校に進学してからのナイチンゲールに関する記憶といえば、戴帽式のために暗記をした「ナイチンゲール誓詞」である。しかも、私がのちに知ったことは、「ナイチンゲール誓詞」を作成するにあたり、ナイチンゲールが直接関わったのではなく、ナイチンゲールの偉業を讃え、アメリカ合衆国のとある看護学校の委員会で「ヒポクラテスの誓い」をもとに作成されたものであったことである。正直、驚いた。

　その後、看護師となり現在も勤務している病院に入職した。幾年か経過した頃に様々な看護理論が看護を通して周囲に飛び込んで来た。看護基礎教育ではロイ適応看護理論に基づいて教えられていた。そこに、レイニンガー、パースイ、マーガレット、ワトソン…。新人看護師の指導も担っている、看護学生の実習指導も担当している、看護大学卒の新人看護師も増えてきた。これは私も勉

強しなければ。そこで手に取ったのが「実践に生かす看護理論19」だった。実にわかりやすい。看護理論についての強い味方を手に入れ、知識も積んでいったが、「実践に生かす」までは自分自身が未熟であるため困難を来たしていた。実践に生かすにはどうしたら良いか。―そうか、看護理論をベースにケースカンファレンスを開催してみよう。とは言うものの何かヒントは…と、手に取ったのが「ケースカンファレンスで実感！臨床で使いたくなる看護理論」だった。その本に書かれていたことをヒントにケースカンファレンスをやってみた。なんとなく成果はあった気がする。またひとつ、強い味方を手に入れた。ところで、この強い味方の著者は…。言わずと知れた城ケ端初子先生だった。しかも2冊とも。これが、私が城ケ端初子先生を知るきっかけとなった出来事である。

　それからまた幾年か経過し、30代半ばを過ぎた頃、ふと職場に貼ってあるポスターが目に入った。―ナイチンゲール看護研究会？　開催場所は…。聖泉大学⁈　しかも、城ケ端初子先生も聖泉大学大学院看護学研究科教授と書いてある。これは本当なのか⁈　―ちょうどその頃、私は滋賀県看護協会の学会委員会で仕事をしており、その委員会には当時、聖泉大学の准教授をされていた方もいたため伺ってみた。城ケ端初子先生が聖泉大学の大学院で教授をされているのは事実であった。2016年、私は単独でナイチンゲール看護研究会に行ってみた。城ケ端初子先生から何かを学べるものなら学びたい、たとえそれが今まで深くは触れる機会のなかったナイチンゲールであっても。これが私のナイチンゲールの看護思想との本当の意味での出会いであった。

　ナイチンゲール看護研究会は、「看護覚え書」を丁寧に読み解くというものだった。ナイチンゲールの書いた「看護覚え書」の対象はどのような方々なのか、ナイチンゲールの生きた時代背景はどのような時代なのか、ナイチンゲールはなぜこのような言い回しをしているのか、どうしてあのような病院を設計したのか。城ケ端初子先生の解説付き。実に贅沢な時間。しかし、それだけではなく、実際の医療現場ではどうか、「看護覚え書」に記されていることと現代に差があるのかなど、話しながら研究会は進んでいった。ナイチンゲール看護研究会に参加し始め、「看護覚え書」に書き記した以外にナイチンゲールは何と言っているのか、他にどのような書物を執筆しているのか、どんな人だったのか、今さらながら興味津々となった。数多くの看護理論や看護思想があるが、結論、看護のすべてが現代看護の創始者であるナイチンゲールの言う通り。「とりあえず、難しいことは言わずにナイチンゲールを読んでみろ」、私はそう思う。

　2022年6月、ナイチンゲール看護研究会において「看護実践に生きているナイチンゲールの看護思想～私たちの時代　看護現場から数珠つなぎ～」と称して、大学院の卒業生4人でプレゼンテーションの機会をいただいた。世は新型コロナウイルス感染症のアウトブレイク真っ只中。テーマはこの時代にぴったりの「換気」だった。このプレゼンテーションをするにあたり、ナイチンゲールがこだわった換気について調べ、私が勤務する現場ではどうなのか、他施設はどうしているのか。課題を浮き彫りにし、改めて考え直す機会となった。ちなみに、換気についてナイチンゲールはどのように言っているのか。換気でさえも機械化されている現代に真っ向勝負、「換気請負業者が病

室の空気を一定に保とうとすることよりも、病室の空気が、外気に自然がもたらす日常的な温度と湿度の変化につれて連続的に変わっていくことのほうがはるかに重要」―脱帽である。この貴重な機会をいただき城ケ端先生には本当に感謝だった。またひとつ、ナイチンゲールについて詳しくなった気がした。私が大学院を卒業する数か月前から、新型コロナウイルス感染症が猛威を振るい始め、卒業式でさえも城ケ端先生にお会いすることができず、それからもZOOMでしか拝見することができなかったが、この時におよそ2年数か月ぶりに城ケ端先生にお会いすることができた。ずっと渡せなかった修士論文の製本をお渡しし、先生から金沢の和菓子をいただき、一緒に写真を撮った。「先生、今度はみんなで石川に行きますね」と言ってその場を離れた。この日が城ケ端先生との最期となるとは思いも寄らず。「城ケ端先生、たくさんお手紙くださっていたな、けど、ちゃんとお返事を書くことができていなかったな。いつでも書けるように便箋と封筒、持ち歩いていたけど、何を措いてもするべきだったな」と、城ケ端先生の訃報を聞いてしばらくはこんなことを思っていた。しかし、その一方で、事実を信じがたい思いも廻った。なぜなら私は見ていない。そう思いたい。

　私の職場のデスクのところには城ケ端先生とあの時に撮った写真が貼ってある。本棚には「看護覚え書」。私は毎日、城ケ端先生の顔を見て心の中で声をかける。

　私にとっては、雲の上の人であり、これ以上ない最大の恩師。私とナイチンゲールの再会のきっかけをくださった城ケ端先生。

　偉大なる先人は言いました。

「あなた方は進歩し続けない限りは退歩していることになるのです。目標を高く掲げなさい。」

　きっと城ケ端先生はナイチンゲールと看護談義に花を咲かせ、私はこれからも看護の道を歩いていく。

10. ナイチンゲール看護研究会・滋賀に参加しての学び

帰山　雅宏

　いくつもの偶然が重なり、ナイチンゲール看護研究会・滋賀に参加させていただくようになった。たくさんの方の話を伺うことができるこの研究会に参加することは、私にとってナイチンゲールの看護思想を丁寧に理解していくことが重要であると痛感する時間である。看護師を志すまでは、ナイチンゲールというと世界の偉人のひとりという認識であった。看護学校に入学してすぐに開講になった看護学概論の講義で「看護覚え書」を読むこととなった記憶がある。当時は翻訳されてはいるものの初学者の自分にとっては読み難かった。そのため表面的な内容しか理解できず、看護において療養環境を整えることが大事であると書かれているとしか受け取れていなかった。看護師免許を取得し臨床で働くようになってからもその認識は大きく変わってはいなかった。自分は知識不足

のためナイチンゲールの述べていることを学ぶより、病気や治療内容に対しての内容を調べることを優先してしまっていた。そのため、「看護覚え書」を手に取る機会がほとんどなかったように記憶している。当時の臨床現場においても「看護覚え書」が本棚には置いてあったかどうかはっきりとした覚えがない。もしかすると、「看護覚え書」が置いてあったのかもしれないが、恥ずかしながら当時の自分は臨床現場で業務を行っている日々の中で看護覚え書を手に取った記憶はない。覚えているのは看護診断や治療マニアルなどが並んでいたことだ。

　そんな自分が城ケ端先生と一緒にナイチンゲール看護研究会・滋賀でナイチンゲールの思想を学び感じたことは、科学的に看護を実践することの重要性である。城ケ端先生は「看護における実践と理論は表裏一体の関係にあり、どちらかが欠けても看護にはなりえない」[1]と述べている。実践経験が多くどんな業務も行える看護師であっても、理論に基づいて看護を実践していないと、それは看護とは言えないのである。これまでの自身の看護実践はすべてが科学的ではなかったかもしれない。自分の看護実践が間違っていたこともあったと思う。現在の療養環境を思い出してみても、ナイチンゲールの述べているような適切な療養環境ではない場合もある。

　例えば、ナイチンゲールは換気と保温について重要性を述べている。しかし、現在の臨床現場は適切に換気できる状況とは言い難い。新型コロナウイルスの流行で換気の重要性が注目された。しかし、ナイチンゲールの述べている本質は、新鮮な空気を患者に提供する方法の1つとして換気を述べている。窓を開けることだけが換気ではなく、療養環境に外部から入ってきた空気が患者の自然治癒力を最大限に働かせることができるための適切なものであるか、患者自身が入ってきた新鮮な空気を取り込み適切にガス交換ができているかなど、対象にとって最善の環境がどういったものなのかを科学的に考え提供することが換気であると考える。このことからも、ナイチンゲールの看護思想を振り返り、理論を学び理解することは、実践の科学と言われている看護にとって必要なことであると言える。そのため、これからも看護実践で困ったり悩んだりした時にナイチンゲールの思想に立ち戻って、自分の実践が理論に基づいた科学的なものになるようにしていきたい。

　以前、「赤いものには赤き光あり、青いものには青き光あり、個性豊かに前進しましょう」と城ケ端先生は1つの言葉を書籍に書いてくださった。その言葉は今でも私の大切な宝物である。私たちの身の回りにあるものには、それぞれ違った色を持っている。最近では多様性に対する理解も広がりつつある。それぞれが持っている個性が尊重され、違うことが当たり前となってきている。看護も時代や対象の個性に合わせて個別性を大事にして行っていく必要がある。しかし、その個性というそれぞれの色は光があってはじめて認識されるとされている。城ケ端先生が教えてくださった様に、自分の持っている光を輝かせるためにこれからも学び続け自分の強みを大事にしていきたい。

文献

　1）城ケ端初子編：実践に生かす看護理論19　サイオ出版　2014　p10

11．城ケ端先生とともにはぐくむナイチンゲールの看護思想

小森　久美子

　城ケ端先生から教わった多くのこと……、言葉や形として学んだことや、先生から感じとって学んだこと、全て「常に実践で生かしてみなさいね」と教えられているように感じてきました。日々の看護管理実践において、人や物事に関心を高くもち、それを知ろうとし、理解して自分の言葉で表現できることの大切さを実感しています。そして、看護職としてまだまだ未熟であり、今もこれからも進歩していきたいと思っています。

　看護管理実践で特に意識しているナイチンゲールの思想は、「小管理」です。どのような戦略を企てても、どのような状況下にあっても、常にここに戻ってあるべき姿を考えています。医療ニーズの拡大、医療者不足の加速により、医療の質を維持・向上する提供体制の再編に取り組まねばなりません。先生から教わったことをイメージし、共に働く仲間を大切に、そして生かすことができるよう、看護管理者として研鑽していきたいと思います。

　修士課程1年次に取り組んだ看護理論の発表内容について、「製本化する中に含めたいのだけれどまだ進んでいなくて…」と、毎年お手紙をいただきました。昨年、再度お声かけをいただき、当時の資料をそのまま提出することになりました。本当は、自主的に文章をまとめ、先生に見ていただくべきだったと思っています。製本されたものが手元に届き、先生に御礼が言えないままになってしまいました。先生の情熱を受けたままのお別れになり、申し訳なさと、私の大切な学びとなっていることを、今からでもお伝えしたいです。

　遅くなってしまいましたが、本当にありがとうございました。いただいた本を身近において、頑張っています。

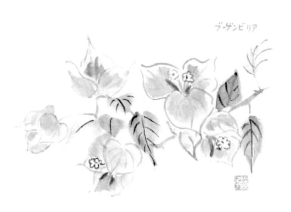

12. 城ケ端先生とともにはぐくむナイチンゲールの看護思想

泉川　孝子

　私は「ナイチンゲール看護研究会・滋賀」では、にわか会員である。城ケ端先生とは、約20年前の日本看護福祉学会で偶然に出会い声をかけて頂いた。そして、私が大学教員として存在する道標的な存在で都度看護を考える機会を頂いた。今年3月で私自身、定年を迎え、この夏に博士課程での恩師に続き、城ケ端先生の突然の訃報が重なり悲しむ間もなく空虚で支えを失った心境である。

　先生の「ナイチンゲール看護研究会・滋賀」が発足したとある文献[1]から、ナイチンゲールの看護思想は、看護の基礎と捉えられているものの、臨床で活用されているとは云い難い現状である。ナイチンゲールは古いと言われながらも、ナイチンゲールの看護思想と活動を知りたい。「看護とは」を今一度考えたいという臨床と教育の人々の強い思いからとあった。桶河先生から紹介を頂き数回の参加の中で、先生の講義を聴きながら以前の講演を思い出し自分の看護活動を振り返りながら反省することしきりである。

　臨床に入職頃は、一般病棟の看護師は時間に追われる。勤務時間内で安全に業務を終えて次に引き継ぐことが頭から離れず目標の一つとなる。果たして、患者さんのニードにどれだけ寄り添えたか、自分の臨床での勤務を思い出しても凄まじい状況であった。この、ナイチンゲールの患者にとっての意味ある「ナイチンゲールは環境を、①物理的環境（清浄な空気、静けさなど）②精神的環境（コミュニケーションなど）③社会的環境（疾病予防に関するデータ、死亡率など）の3側面より捉えている。看護師には、物理的環境、精神的環境、社会的環境を調整する役割があり患者のもつ自然治癒力を促進できるように良い環境を整えることである」ことであると示される[2]。直近では、実家の母が在宅（コロナ禍）で闘病生活を行うことになった時期を振りかえると、病状が回復し安定すると自分の生活への欲求が顔を出してきた。しかし、訪問看護師やヘルパーさんたちに支えられ、自分の無力さを感じながらも訪問看護のすばらしさに出会え、母の笑顔にも繋がっていた。終末期は病院に入ると最終頃のコロナ禍であり臨床での看護は一転したが、職員の不足に無理もないと感じた。最後まで、主治医から2泊3日の外泊許可があったのが母の希望への救いであった。

　また、学生との臨地実習では、医師の外来も様変わりし、聴診、触診の減少は当たり前、検査データの確認でPCを見つめたままで目を合わせない。病棟では、受け持ち看護師がPCを傍らに看護観察状況も珍しくない。そんな、患者さんの顔（身体）も十分に見られているのかなと思うフジカルアセスメント状況を学生と目にする。一方、母が訪問看護や訪問リハビリを受けている時は、ケアの前後の丁寧なフィジカルアセスメント、コミュニケーション力、丁寧なケアの応用力やら感心することひとしきりであった。あまり比較しては、いけないが今後の看護活動にとても期待できた。

病院で担当する患者数や業務の見直しが、必須であると感じる。看護師同士でなくても、ペアは他職種でも構わないのではないかと考える。より患者対看護師の質を求められる時期がきているのではと感じる。かつては、引き継ぎに時間をかけたり、一緒に帰宅する同僚を休憩室で待つ間に会話をしたりしていたが、今は超過勤務の問題もあって、本当に話す機会が減っている[3]と確かに勤務時間に合理性を追求することも必要であるが、今年度で定年を迎えた私も引き継ぎでのちょっとした助言が看護に活かされ成長に繋がったと実感する。今回は、城ケ端先生から看護を振り返る課題を頂き最後まで感謝である（合掌）。

文献

1）2）3）城ケ端初子　大川眞紀子　井上美代江：ナイチンゲールの看護思想を実践に活かすための研究会の取り組みと課題-「ナイチンゲール看護研究会・滋賀」の歩みから- 聖泉看護学研究Vol. 6　2017　pp.19-26

13. ナイチンゲールの功績から、城ケ端先生への思いをはせる

茂木　泰子

令和になり、つい最近まで、「日本人は平和ボケしていないか」と問われるような状況や社会情勢などが続いていた。しかし、2022年、ロシアがウクライナに進行し、クリミア半島まで戦争の地となっていった。この一報から、日本人としても対岸の火事と安易に受け取れない状況になった。かつて、クリミア半島で起こった戦争では、ナイチンゲールが、戦地に赴き活動した。18世紀当時のイギリスでは、科学も様々な発展を遂げ、産業革命がおこり、その結果、人々を上流・中流・下層という社会的な階級を作ることになった。下層の一般市民は「トイレや下水が完備されていない不衛生な環境」や「長時間労働に加え、栄養不足、汚染された空気などの環境」により、上流階級の人の寿命が55歳に比べ、下層階級の人の寿命は、20代だったということだ。これらの現実を突きつけられたナイチンゲールは生理学や細菌学を駆使し、看護学校を設立する。また、戦地における兵士の死亡に対し、その不衛生極まりない戦地に飛び込んでいった。自分がそこにいたら、その不衛生さや産業革命の流れにある一般市民に目を向けられるだろうか。困難さは想像できる、そこに飛び込まなければ多くの人の命が危ない、ということも予測できる。しかし、実際に自分が行動に移せるだろうか。社会正義の旗を立てて大きな相手に向かったナイチンゲールは人として、看護師として統計学者として多くの病める人たちを救った偉大なる人だ。そして、その功績をかみ砕いて看護の実践にまで落とし込んでくださった城ケ端先生に感謝したい。10年余りの期間ではありましたが、大変お世話になりました。沢山の教えと感動を有難うございました。

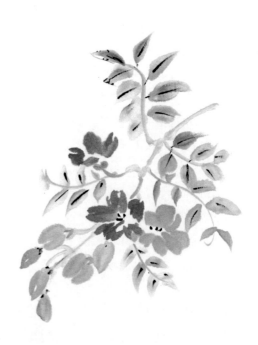

第2部

研究会例会における学び

第１章 「わが校におけるナイチンゲールの看護思想の展開と課題」

（第43回例会活動内容／開催日８月19日）

1. 研修内容　　　　　　　　　　　　　　　　　　　　　　　　川瀬　さゆり

R5年度　ナイチンゲール看護研究会・滋賀　８月例会

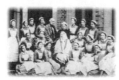

「本校における
ナイチンゲール看護思想の展開と課題」

2023.8.19(土)
滋賀県立看護専門学校　　川瀬さゆり

本日の内容

- ・学校紹介
- ・本校におけるナイチンゲール思想の位置づけ
- ・本校におけるナイチンゲール思想の展開の実際
　（講義・臨地実習）
- ・本校におけるナイチンゲール思想活用の課題

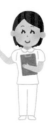

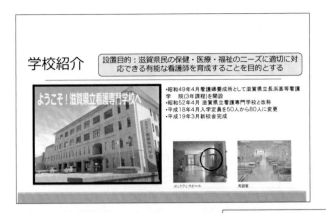

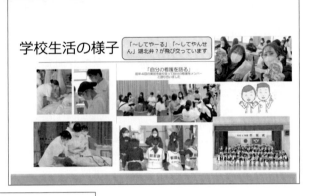

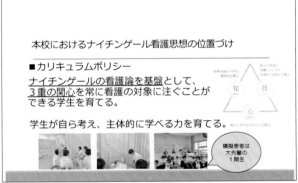

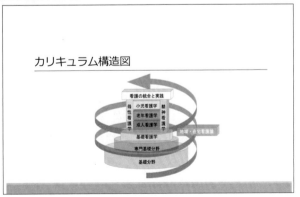

学生が「ナイチンゲール」を知る・学ぶ機会

入学時オリエンテーション

1 講義
  ①看護学概論
  ②看護理論
  ③日常生活援助技術Ⅰ（環境・活動、休息）
2 実習
  ①基礎看護学実習Ⅰ

ナイチンゲール看護思想の展開　～講義～

①看護学概論　1年前期　30時間1単位

学習目標
  1．看護の基本となる主要概念（看護、人間、健康、環境）を理解する
  2．地域の中の看護を理解する
  3．看護における倫理についての基礎的知識を理解する

看護とは何か、看護の定義（保助看法、理論家）、看護の対象について学ぶ

ナイチンゲールの人物像
3重の関心とは

ナイチンゲール看護思想の展開　～講義～

②日常生活援助技術Ⅰ（環境・活動、休息）1年前期　30時間1単位

学習目標
  1．人間にとっての生活環境と、健康生活における活動・休息の意義を理解する
  2．生活環境の調整・整備のための基本的技術を習得する
  3．対象に対する活動・休息の必要性と援助方法を習得する

日常生活援助技術Ⅰ（環境・活動、休息）シラバス

1．環境調整技術
1）ナイチンゲールと環境
2）療養生活と環境
  （1）療養生活の環境調整（温・湿度・換気・採光・臭気・騒音）
  （2）環境整備
  （3）ベッドメーキング 演習（4H）
  （4）リネン交換（臥床患者のリネン交換）

2．活動・休息援助技術
1）活動の援助
  （1）ボディメカニクスの原理
  （2）体位変換 演習（3H）
  （3）同一体位による弊害（廃用症候群）
  （4）体位変換/体位保持（安楽物品）
  （5）移乗・移送の介助（車いす・ストレッチャー）
2）睡眠・休息の援助
  （1）睡眠とは
  （2）睡眠のアセスメント

3．安楽を促進し、安寧を保つための援助
  1）罨法
  2）リラクゼーション

4．患者の状況に応じた環境整備（シミュレーション）
  演習

ナイチンゲール看護思想の展開　～講義～

③看護理論　　　　1年中期　15時間1単位

学習目標
1．看護における理論の必要性を理解する
2．ナイチンゲールの看護に対する考え方を理解する
3．主要な看護理論家の看護に対する考え方を知る

看護理論　シラバス(一部)

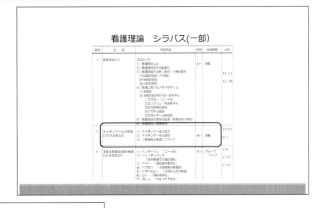

ナイチンゲール看護思想の展開　～臨地実習～

基礎看護学実習Ⅰ（生活者と生活環境・コミュニケーション）（80時間　2単位）
7月下旬　＋　9月中旬　（デイサービス2日間　＋　病院実習5日間）
学習目的：看護の対象や看護の場を理解し、看護を実践するための基礎的な能
　　　　　力を養う。
学習活動1～5
　　　2．対象の療養生活を知り、看護師とともに環境調整をする
　　　　　①対象の病室環境
　　　　　②対象の病床環境
　　　　　③対象の身体の状態
　　　　　④安全・安楽な環境
　　　　　⑤対象のニーズに応じた病床環境

ナイチンゲール看護思想の展開　　～臨地実習～

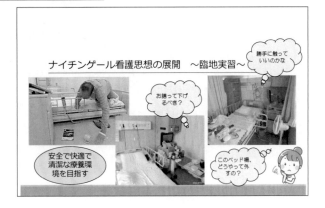

ナイチンゲール看護思想の展開　〜臨地実習〜

実習後「インパクトシート」毎日記入

病床環境のリアルさに驚きの感想レベル
　想像以上に空間が狭かった
　私物が多くてびっくりした
　プライベートなものが多くて戸惑った
　シーツが汚れていたがそのままだった
　きれいにできて良かった

この患者さんの場合は…

ベッド柵、オーバーテーブル、点滴棒
ナースコール等の位置を考察して適切
な位置に配置できる
食事が終わったお膳を見て摂取量を確認
し、情報収集できる
シーツが汚れていることを指導者に報告し
してシーツ交換の必要性を検討できる

看護の視点が見
えると楽しい♡

ナイチンゲール看護思想の展開　〜臨地実習〜

リフレクション　（1年後期　15時間1単位）

ナイチンゲール
看護理論を活用
できたらいいな
…

学習目標
　リフレクションプロセスを学習し、経験の意味づけができる。また、経験から得た
　価値を次の看護実践に活かすことが理解できる。

基礎Ⅱ実習での体験をリフレクションプロセスに沿って振り返りを行っている

本校におけるナイチンゲール思想活用の課題

・臨地実習での経験をナイチンゲールの看護理論を使ってリフレクションすること
・将来的には学生自身がナイチンゲールの看護理論を使って内省してほしい

・理論家の特徴は学んでいるがどのように使うか、活用の方法を伝えていない
・教員のリフレクションスキルの向上

「観察」は私たちにその事実を、リフレク
ションはその事実の意味を教えてくれる。
そしてリフレクションは観察と同じように
たくさんのトレーニングが必要である

2．研究会における討論・学び・気づき

ディスカッションテーマ：看護理論の実践への活かし方・促し方

- 教員は、授業で学生に「看護覚え書」や川嶋みどり先生の「キラリ看護」を読ませるなどして、完璧とは言わないまでも60点70点くらいは看護理論を一生懸命に教えていると思う。それを臨地実習でどのように活用されているのか、指導をするとき実習指導者は看護理論を使っているのだろうかという疑問がある。

- 基礎実習では指導者からも環境の調整のときにナイチンゲールという言葉は出ていると思う。指導者から自発的に理論を活用するのは難しいと思うので、学生に気付かせてほしいところを細かく説明するなど根回しをしている。それを看護の意味づけに繋げるのは教員が振り返りで行っており、その方がいいように思う。

- 成人領域の実習ではナイチンゲールのことが出てくることもあるが、指導者からは出てはいない。1年生の導入実習は環境やコミュニケーションというテーマなのでナイチンゲールの看護思想は活用されている。

- 専門学校では実習でナイチンゲールの看護を確認させていた。活用するためにも、記録で振り返ることが大切だと思った。

- 今回の講義を聞いて、授業に動画や絵を使われていて学生が理解しやすく、しっかりと看護を受け止めていてすごいと思った。だけど、臨地実習のふり返りの場面で、学生の学びとしてはガタンと下がったように思う。病院側の看護師が看護理論を意識していないことも原因だろうか。まだ活用するのは難しいのか教育と臨床に乖離があるという印象がある。

- 臨床の現場で常に理論を使うのは難しいと思うが、事例研究などでは使われている。しかしそれは、ナイチンゲールという基本的なものというより、患者さんのそのときの課題についての理論が活用されている。ナイチンゲールはベースでいろんなところに関わってくると思うが、患者の解決したい問題は別にあるためだと思う。

- 実習の患者をとおしての理論は一番活用しやすく、理論を用いたケアができやすいと思う。実習の打ち合わせで、教員からナイチンゲールのこういうところを活用して欲しいと提案してくれると、指導者が学生をとおして理論に近づけるのだと思う。

- ナイチンゲールの看護思想は、環境以外のときでも『看護覚え書』に書いてあるように観察や管理などいろんなところで活用できるのではないだろうか。

- 川瀬先生の学校は、看護理論を活用することについて、学校のカリキュラムポリシーとして教員全体が目指しているところや、ユーチューブや漫画を使った分かりやすい授業が素晴らしいと思った。そして授業を受けた学生が看護の視点が何ものかが見えているところがすごいと思った。

- 基礎Ⅰ実習では、理論の活用中心でなく、学生が小さな看護、たとえば看護師の語りやちょっ

とした姿からでも見つけ、気づいてくることがいいと思う。

- 看護とは何か、臨床で気づかせてもらうのか、学内で理解させるか、どこを視点に持っていくのがよいのだろうか。

- 臨床で学ぶことがすべてではないかと思う。ただ指導者に任せきりにするのではなく、教員もベッドサイドにこっそりと付いていき、学生が何を見ているのか見学しているのかを見に行っている。そして例えば看護師さんが患者さんのスリッパをそろえたこと一つの動作でも、看護師が何を予想して行動しているのか、それが看護であることを学生の気づきとして引き出すようにしている。

- コロナによって実習において制限が生じた今の4年生も、臨床のおかげで随分成長しており、臨地実習の重要さを感じた。また学内や記録だけでは分からない学生のコミュにケーション力や学生の患者への優しさなどに気づくことができた。

- 学生はそれが看護と気づきにくく理論に繋げるのが難しい。教員が先導し気づかないといけないことがわかった。

- ナイチンゲールの看護思想について授業で知識をつけて、新鮮なうちに実習で体験しリフレクションによって自分で気づいてもらうことが大事。

- 成人の実習になると環境整備を忘れがちになる。一番は環境をととのえることと初心にかえるように指導したい。またベッドサイドの環境から情報が得られることも大切にしている。

- 教員が、これまで習っていることと目標を事前に伝えると理論まで指導してくれる指導者もいる。学生に良いところに気づいたと褒め、それはなぜそう思った？どうしてそうなった？という言葉をかけていきながら、ナイチンゲールの理論に繋げていくこともできる。

- 実習終了時のレポートに看護理論を入れてはと学生にアドバイスすると、説明を受けながらでも理論を書いてくる。これによって学生は大きな気づきとなり成長すると思った。

- 指導者講習会では授業科目に看護理論があり、指導者は理論をふまえた実習指導案を作っているはずである。実習は教員と臨床の人たちが勉強しないとできないと指導者講習会で言い続けてきた。そう考えると指導者も自分が学んできたことを返していけるのではないだろうか。

- 指導者講習会では、学生に理論を教えるためというよりも、指導者自身が理論に基づいて自分の看護を振り返るという感じが強かった。そこから実習指導、看護とは何かと振り返っていた。

- 指導者も教員も学生を取り巻く一つのチームだと思っている。学生は良く学べるのは臨床だと思っている。教員が素晴らしい洗髪を見せるよりも、看護師が患者に一言声をかける方が頭にインプットされる。どのような実習にしたいかすり合わせが必要で、それが行く行くは理論につながっていく。

- 実習の打ち合わせでナイチンゲールの理論を活用して欲しいということを一言言ってもらえると、とくに指導者講習会で刺激された指導者に効果的に指導内容に盛り込まれると思う。

- 実習要領に今回の実習ではこれだけはというように、ナイチンゲールの理論やねらい、希望を伝えていこうと思う。
- リフレクションは重要であるが教員の力量が課題である。認定教育過程で1年間毎週書くことでやっとリフレクションもわかってきた。内省のリフレクションができるようになって、はじめて他人に指導ができるようになると思う。
- リフレクションの講義は夏休みに行っている。リフレクションの方法を理解することがなぜ大事なのか、学問的に学生に響くところがあると思う。それによって実習に活用できている。
- リフレクションは、臨床でも新人看護師の職場の適応や日々の看護を振り返るために使っている。管理者もリフレクションサイクルなどを活用しながら、リフレクションを取り入れている。リフレクションのスキルは難しいと思う。今は個人でリフレクションをしたあとに、グループで話し合いながら、内省していく。今後も全体的に取り入れようとしている。

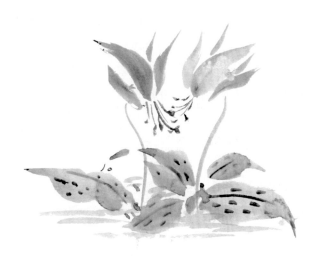

3．研究会における学び・感想

（1）「わが校におけるナイチンゲールの看護思想の展開と課題」に参加して

齋藤　京子

　今回参加した研究会では、ナイチンゲール看護思想について滋賀県立看護専門学校での取り組みが紹介された。看護学校では、ナイチンゲール看護理論について教科書だけでなく動画資料等を使って理解してもらうよう工夫していた。学生は、そのような授業を受け看護のメタパラダイムを文章とイラストで表現していた。紹介されたスライドを全部読みとる事は出来なかったが、ナイチンゲールの看護思想をしっかり捉えていた。理論を学んだあとは実習へと進む。病院実習では、病棟看護師が実習指導を行う。

　病院実習で、学生は環境整備を行い、シーツの汚れや整理整頓に他人の携帯に触ってもいいのだろうかという気づきを体験していた。学生ならではの気づきだなと微笑ましい思いで聞いていた。そのような気づきを病棟看護師は、ナイチンゲール看護思想とどう結びつけて指導するのだろうと思った。しかし、その部分が引き出されることなく終わっていたように感じた。

　私なりに見解を述べると、シーツの汚れはいずれ臭気となり患者の身体に影響を及ぼすことになる。ナイチンゲールが「看護覚え書」で最初に挙げる「換気」という観点から、学生がシーツの汚れに着目したことを良い気づき、と指導してほしいと思った。また学生は、患者の携帯に触っていいのだろうかとも感じていた。ナイチンゲールは、患者は内気だとも言っている。勝手に触れられても文句を言うことはできないかもしれない。そこを配慮して看護師は、どう患者に許可を取り環境整備するのかお手本を示してほしかったと思う。それが、ナイチンゲールが伝えたい看護なのではないかと思った。

　学生は、病院実習でナイチンゲール看護思想を実際に体験できる貴重な時間だと思う。学生のうちは理論を学び知識を身につける。しかし、私自身もそうであったように学校を卒業し、病院に務めだすと、ナイチンゲールの看護思想がいつの間にか意識されなくなり理論と実践の乖離が見られてくる。講師の先生や研究会の参加者も、学生が学ぶ看護と臨床看護の乖離を縮めていく努力を、看護会全体が取り組むべき課題と言われていた。また、学校側が求める実習要望を病院側に伝え、一緒に考えていくことが大事と言われていた。看護会全体の問題と捉え、変えていく努力をすることが大事な点だと気づかされた。

　今回の研究会では、学生の小さな気づきから、ナイチンゲールの看護思想を自分に落とし込み、自分ならどう指導していくだろうと考える良い機会となった。訪問看護の現場でも、看護の意味付けを理論に則って指導できる力量をこれからも磨いていきたいと思った。

（2）「看護基礎教育においてナイチンゲールの看護思想をどのように伝えていくか」

後藤　直樹

　　令和5年8月の例会のテーマは、看護基礎教育におけるナイチンゲールの看護思想の展開であった。講師の川瀬先生より、所属されている看護専門学校におけるナイチンゲールの看護思想の展開についてご講演いただいた。講演を終え、ナイチンゲールの看護思想を看護専門学校においてどのように取り入れているのか、また課題について知ることができた。そこで、今回の例会において講演から得た学びや感想を述べていきたい。そして、今回の例会への参加を通して、看護基礎教育においてナイチンゲールの看護思想をどのように伝えていくか考えていきたい。

　　私は現在、看護大学において看護基礎教育に携わっている。以前は看護専門学校で専任教員として勤務していた。今回の講演では、その専門学校時代を思い出すとともに、現在の大学教育においてナイチンゲールの看護思想がどのように生かされているのかを考えながら聞くことができた。

　　例会の学びとして、川瀬先生の所属されている看護専門学校では、カリキュラムポリシーにナイチンゲールの看護論を基盤としていること、ナイチンゲールの3重の関心（知的な関心、技術的な関心、心のこもった倫理的な関心）に向けて患者に関われる看護師を育成することが明示されていることを知った。また、入学時より看護学概論、看護理論、基礎看護後術の授業でナイチンゲールの看護思想について学ぶ機会があることを知った。そのなかで、看護理論の授業ではナイチンゲールの主要概念を4コマ漫画で説明する課題を課しているといった内容が印象的であった。さらに、授業のなかで工夫されている点として、ナイチンゲールについて理解を深めるために、アニメやイラストの多い本を活用されているなど、活字が苦手な学生への指導内容を知ることができた。看護専門学校において、カリキュラムポリシーからナイチンゲールの看護論を基盤としていることを示し、3年間の授業のなかで、ナイチンゲールの看護思想を取り入れながら指導されていることを学んだ。講演の中で、川瀬先生は教員の課題として、看護理論を活用してリフレクションすることが大切だと話されていた。そのためには、教員のリフレクションスキルを上げることが課題だという内容が印象的であった。

　　今回の講演を聞いて、ナイチンゲールの看護思想を看護学生に伝える方法について、看護専門学校と看護大学では少し違いがあるように感じた。看護専門学校は目立つところ、主に玄関にナイチンゲール像が置かれている。私が看護学生であった頃も学校の玄関にはナイチンゲール像があった。また、以前勤務していた看護専門学校にも入口にナイチンゲール像が置かれていた。しかし、現在勤務している看護大学にはナイチンゲール像はない。なぜなのか疑問に感じた。私の勤務する大学においては、看護理論や看護技術の環境に関しては、ナイチンゲールの看護論について触れているが、その他の授業や実習の中では、触れる機会が少ないように感じた。振り返りの場面においてはナイチンゲールの看護論を活用して行うことは、自分自身できていなかった。これらのことから、

ナイチンゲールの看護思想を授業や実習指導の中で活用することが、自分自身の課題であると感じた。ナイチンゲールの看護思想についてこちらから伝えないと相手には伝わらない。したがって、自分自身が意識することが必要だと今回の例会に参加して感じた。

　今回の例会に参加して、ナイチンゲールの看護思想を看護基礎教育においてどのように伝えていくかについて考えていきたい。ナイチンゲールの看護思想は現在の看護実践の場においても活用できる内容である。看護基礎教育においては、看護学生が看護師としての軸となる部分であり、ナイチンゲールの看護論を在学中に切れ目のないように教育することが必要だと考える。看護理論の書籍は活字が多く、学生にとっては苦手意識があるように感じる。また、活用方法においてもどのように活用するのか継続して学ばなければ定着はしないように感じる。看護理論や基礎看護技術の授業以外にも他の授業においても、ナイチンゲールの看護論を取り入れていく必要があるのではないだろうか。私は、成人看護学を専門としているが、授業のなかで活用したいと考える。例えば、観察についての授業では、観察の重要性をナイチンゲールが述べていることを伝えていきたい。ナイチンゲールは、看護覚え書のなかで、「看護師に課す授業のなかで、最も重要でまた実際の役に立つものは、何を観察するのか、どれが重要でどのような症状が病状の改善を示し、どのような症状が悪化をしめすのか、どれが看護上の不注意の証拠であるか、それはどんな種類の不注意による症状であるか、を教えることである」[1)]と述べている。授業では、ナイチンゲールの述べている内容を意識し学生に教育していきたいと考える。

　最後に、今回の例会に参加して多くの学びを得ることができた。また、自分自身を振り返る場にもなった。城ケ端初子先生は生前、「看護覚え書を手に取るたびに新たな発見がある」と話されていた。私は、ナイチンゲール看護研究会・滋賀の例会に参加するごとに新たな学びや発見を得ている。また、看護覚え書を手に取る機会ともなっている。そのため、今後も看護基礎教育に携わる者として、ナイチンゲールの看護思想について学び続けていきたい。

文献

　1）フローレンス・ナイチンゲール　湯槇ます　他訳：看護覚え書改訂第6版　現代社　2000　p178

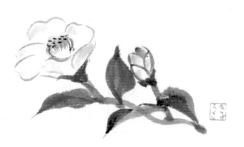

第２章　F. ナイチンゲール方式の看護教育

（第44回例会活動内容／開催日10月21日）

１．研修内容　　　　　　　　　　　　　　　　　　　　　奥田　のり美

はじめに

　私は看護基礎教育（以下、看護教育）に携わって22年になる。初めの15年間は看護専門学校で、その後は看護大学である。

専門学校での看護教育では、学生たちが入学して初めて学ぶのは看護学概論である。この中で、F.ナイチンゲール（以下、ナイチンゲール）の「看護覚え書」、川島みどりの「きらり看護」、川島みどり監修のCD「看護は回復過程である」等を教材に看護とは何かを考えさせる。そして、半年間学習した後に戴帽式を行う。

　戴帽式は看護師を目指す学生たちが初めての病院実習（以下、臨地実習）に臨む直前に教員が、学生一人一人にナースキャップを戴帽する。看護師を目指す職業に対する意識を高め、その責任の重さを自覚させるための儀式である。ナースキャップキャッピング後、学生はナイチンゲール像から灯りを受け取り、そのキャンドルの灯りの中でナイチンゲール誓詞を朗読する。これから看護師を目指して行く学生にとってはビッグイベントである。

　しかし近年、ナースキャップが院内感染の原因となりナースキャップをつけない病院が圧倒的に増え、戴帽式をしない学校が多くなってきているのが現状である。もちろん、戴帽式だけで看護師を目指して行く意識を高めていけるとは思わないが、この機会にナイチンゲールの理論は十分学べる。ナイチンゲール理論の少しだけでも心に残っていると感じていた。

　大学ではもちろんナイチンゲール理論は学ぶ。しかし、ただ単に一人の看護理論家という位置づけである。

　専門学校、大学教育の違いはあるが、看護教育において、何をどのように教えたらいいのか、演習、臨地実習も含めていつも考えさせられる。

　ナイチンゲール方式の看護教育とは何だったのか学び直す事で、ナイチンゲールは看護婦の本質をどのように捉え、時代を超えても変わらない看護教育が見いだせると考えた。

１）歴史的背景

　1854年クリミア戦争勃発すると、ナイチンゲールは看護婦として従軍する。この当時は、看護婦は職業として確立しておらず、家政婦、ボランティア、宗教的奉仕の一環と考えられていた。もちろん、看護の専門的知識もなく、素人同然の女性が従事していた。その結果、当時の兵舎病院は不衛生極まる環境であり、感染症で多くの兵士は亡くなっていた。このような状況下に於いて、ナイチンゲールは看護活動に公衆衛生の概念を取り入れ、看護婦たちに兵舎病院の掃除を徹底させた。

1856年クリミア戦争終戦、1860年「看護覚え書」を出版する。クリミア戦争での功績により、イギリス国中から寄付金（45000ポンド＝約9億円）が寄せられた。この基金をもとに、同年6月24日、聖トマス病院内にナイチンゲール看護学校を設立した。

２）ナイチンゲール看護学校

【開校目的】

看護の定義や役割を明らかにして、専門性を持ち、立派な職業にすることを目的に、下記の3項目を示した。

（１）正規の教育を受けた看護師による本来の看護の実現

（２）品性を備えた女性による本来の看護の実現

（３）宗教的実践からの分離

【ナイチンゲール看護学校の概要】

・校長：聖トマス病院　総婦長　フォード・ローバー夫人

・教育方法：見習制度である。

（１）マトロンと呼ばれる看護総監督の存在

（２）寄宿舎におけるホーム・シスターによる教育

（３）医師による基礎看護教育

（４）病棟シスターによる実践教育

上記の教育方法は、史上最初の、組織的であるとともに宗教の影響にない、独自の看護教育であった。ナイチンゲールは、科学的に系統だった訓練のために2つの原則を示した。一つ目は、看護婦は〈訓練という目的のために組織準備された〉病院で技術的に訓練を受けるべきであること、二つ目に、看護婦は人間的かつ規則的生活をするのに適した"ホーム"で暮らすべきとした。この2つの原則は教育方法（１）～（４）にあてはまる。

聖トマス病院での看護教育は、徒弟制度ではなく系統的に学ぶことの訓練を徹底的に行った。病棟実習では学生たちは看護教師に対して、病棟シスターからの学び、特殊な症例などの観察記録の提出をし、医学教師には「体温」「脈拍」「睡眠」「栄養」「尿」「便」などの主題に基づいた24時間の観察記録と「治療」を詳しく書いた、症例報告の提出が義務づけられていた。この記録で特に求められていたのは症状の「因果関係」と看護の中で何をすべきかとどのように実践するのか、行われたことが〈なぜ〉なされたのか、〈なぜ〉他のことではなかったのかという根拠であった。

ナイチンゲールは「訓練を受けることによってはじめて、看護婦は自分の見ているもの〈事実〉を真に見、言いつけられたことを行うことができるようになる。それも単に経験の法則によってだけでなく、彼女の考えの中で彼女の考えの中で彼女を導いていく思考や観察の法則に従って行動できるようになる」と述べている[1]。

例えば、肺炎に罹患した患者の看護実践を考えると仮定する。まず重要になってくるのは看護婦の五感を使った観察力による現象（異常）の発見であろう。この発見から出発し、肺炎から起こる苦痛を緩和するのが看護技術である。それは、環境を整えたり、発熱からくる苦痛を緩和し、清潔を保ち、食事を与えるなど体力の消耗を防ぐ援助を効果的に行うための、基本的な人間の身体の仕組みである解剖学や生理学の知識が必要になってくる。それだけでなく、その症状が起こる原因や、肺炎の原因である細菌学や免疫学の知識が必要になってくる。また、患者の症状を聞くためのコミュニケーション技術も必要になってくる。このように、看護婦の五感による観察によって現れている現象から出発し生命力の消耗を最小にするための看護を探していくという認識の方法である。したがってナイチンゲールは内科医や外科医に医学を教授されることを科学と言っているのではなく、看護に結びつけるための道筋を医学に求め、それらの知識を統合して、必要な看護実践を考えていく認識の育成を試みたのではないだろうか。

・教育内容

（1）一般スタッフ教育

　　　座学1年　　　　　実技（実習）2年

（2）管理者教育

　　　座学1年　　　　　実技（実習）3年

　なぜ、このような教育内容にしたのか？　それは一般スタッフと管理者を一つのチームとして送り出すためである。つまり管理者が看護教育を理解していなければスタッフは力を発揮できないと言うナイチンゲールの考え方である。

・カリキュラムの内容

（1）治療処置ケア

　　　水泡、火傷、外傷の手当、浣腸、医療器具の取り扱い、褥瘡手当、手術のケア、

　　　包帯法、副木の使用等

（2）看護ケア

　　　換気、食事、移動、消毒、着替え、ベッドメイキング、病人の観察、回復期の患者等

（3）テキストは「看護覚え書」

　　　学生数は当初15名、1871年は30名、1900年は32名に増加した。特に1900年では志願者が

　　　1500名いた。

　ナイチンゲールは病身のため一度も学校の教壇に立つことはなかった。しかし、マトロン、シスター、医師教師と密接な連絡を取り合いながら、学校の訓練内容や方法あるいは管理運営についてはもとより、学生一人一人の指導についてまで助言したり、また時に応じて学生を自宅に招いて話し合ったりもした。

3）ナイチンゲールの晩年

　年に1回、聖トマス病院の看護師（卒業生）と学生に向けて、公式の教科書というべき書簡を書いている。1870年～1900年の間14通書き送った。以下抜粋する。

・書簡1　（1872年）[2]

　優れた看護婦は何年仕事をつづけていても「私は毎日何かを学んでいます」と言うものなのです。私はあらゆる国々の様々な病院で、おそらく誰よりも多くの経験を積んできました（〈私の〉若い頃には、今のあなた方が学習してきたような学習の機会はなかったのです）。しかし、もし健康が回復して歩き回れるようになったら、私はもう一度初めからやり直すつもりです。聖トマス病院に行って、あなた方の立派なマトロンのもとで、一年間の訓練を受けるでしょう。（マトロンはきっと、私がすべての規則に従順なことを認めてくださる、と言っておきましょう。）そして私には過去の経験があるだけに、学びとることは毎日多いにちがいありません。

　そして私は、自分の生命の最後の時まで毎日毎日努力して学びつづけることでしょう。「足失いそのときは、足なきままに戦えり」と民謡でうたわれているように、他者を看護しながら学ぶことが不可能になったときには、看護されながら、つまり〈私を〉世話してくださる看護婦さんの看護をみながら学ぶことでしょう。すべては経験なのです。

・書簡2　（1873年）[3]

　つぎに身体の疲れを休めるための時間と余暇とをもう少しとるという目的で、特別見習生は週二回、午後の病棟勤務を休みにして読書の時間としたことで、これも私たちの有能な医学の先生が取り計らってくださったことなのです。また見習生は、より一層の向上を目指して週二回、午前と午後一回の半日ずつ、親切な学寮シスターのご好意によってその指導をクラス別に受けることになりました。いうまでもなく、これも最大限有効に活用することが大切です。どんどん進んでいく世の中に、私たちだけが取り残されるようなことがあってはなりません。…中途略…つい先週もあるマトロンから聞かされた話しですが、非常に優秀なある看護婦をよりよい地位につけたかったのに、そこで必要とされている読み書きの力が充分でなかったばかりに、だめになったということです。

　別に嫉妬でいうのではなく、よい意味での競争心をもってほしいのでいうのですが、この聖トマス病院の訓練学校が、今めきめき向上してきている他の訓練校に遅れをとらないことを願うのであれば、一生懸命に勉強しなければならないのです。

・書簡7　（1897年）[4]

　二、（1）優れた看護婦は優れた女性でなければなりません。

　優れた女性とは、医師の指示に従って、自分のもてる最上のもの―せんその知性、倫理、実践のすべてにおける最上のもの―を患者に惜しみなく与える女性のことなのです。

　あなた方も、神に対してであれば、自分の持つ最上のものを出し惜しみしたりはしないでしょう。（２）優れた女性はどのような性質を備えていなければならでしょうか。その第一は規律の正しさです。病院で仕事をする女性のすべてが「ひとつのからだにある肢体」として働く時には、そこに最高の規律が存在するのです。それは、部隊と上官とに対して忠実であることを意味するのです。

　優れた女性は、すべての人々に平和をもたらします。また、愛情と謙虚の心とをもっています。謙虚の心なくしては真の愛と善意とは存在しえず、ただ悪意のみが積み重なって残っていくのです。

　そして親切心。

　それに、よい習慣をも付け加えなければなりません。たぶん、仕事に対する喜びをも加えるべきでしょう。これらが優れた女性の備えているべき性質といえるのではないでしょうか？

　看護は犠牲行為であってはなりません。人生の最高の喜びのひとつであるべきです。

４）ナイチンゲール誓詞

「ナイチンゲール誓詞」とは、1893年、アメリカデトロイト州ハーパー病院看護婦学校委員長夫人のリストラ・グレッターと委員会によって、ナイチンゲールの偉業と功績を讃えて、その教えを基に作成された宣誓文である。実際は、ナイチンゲールが亡くなった後に作成され、現在も多くの看護学校の講堂などに全文が掲示されている。

　リストラ・グレッター夫人は看護を目指す看護学生にナイチンゲール誓詞を読み聞かせ、神の前でその決意を誓わせていたと言われている。

　また、ナイチンゲール誓詞は、現在でも多くの医師の職業倫理として知られている宣誓文「ヒポクラテスの誓い」を参考に作成された。

　ヒポクラテスの誓いは「医師の倫理や責務」をギリシャ神に誓った言葉であり、ナイチンゲール誓詞は「看護師の基本的な姿勢や心構え」を誓った言葉である。

> *我はここに集いたる人々の前に厳かに神に誓わん。*
> *我が生涯を清く過ごし、我が任務を忠実に尽くさんことを　我はすべての毒あるもの、害あるものを絶ち、悪しき薬を用いることなく、また知りつつこれをすすめざるべし。*
> *我は我が力の限り、我が任務の標準を高くせんことをつとむべし。*
> *我が任務にあたりて、取り扱える人々の私事のすべて、我が知りえたる一家の内事のすべて、我はひとにもらさざるべし　我は心より医師を助け、我が手に託されたる人々の幸のために身を捧げん。*

ナイチンゲール誓詞は戴帽式で学生達が唱和する。これから看護師を目指す決意を胸に自分に誓うためのものだと考える。

　このナイチンゲール誓詞は看護師の仕事は医師の診療補助業務とされており、医療職は対等の立場であるとする現代看護の考えに沿っていないと違和感を覚える看護師の方も多いと思う。しかし、基本的な看護や心構えを示しており、患者様への向き合い方として身につけるべき基本的な姿勢であると考える。

終わりに

　ナイチンゲールは教鞭をとってはいないが、いつも看護を学ぶ学生たちのことを考え、自分の看護観を伝えていた。

　ナイチンゲール方式の看護教育はいまから約170年前にナイチンゲールの教育を直接の受けた看護婦達によって世界中に広がった。

　以下の４点は、私が1974年に受けた看護教育と通じる。

（１）マトロンと呼ばれる看護総監督の存在

（２）寄宿舎におけるホーム・シスターによる教育

（３）医師による基礎看護教育

（４）病棟シスターによる実践教育

　特に（２）（３）（４）はそのままである。看護学生は寄宿舎で生活し、共同生活、挨拶、掃除等を学んだ。医師から解剖生理、疾病を学び、病棟には学生指導者が必ずいた。

　しかし、社会状況の変化とともに、（２）は殆どがなくなったが、（３）（４）は今でも継続している。特に、（４）は臨床指導者の要請の教育も行われている。

　わが国では、看護基礎教育のカリキュラム改正が行われるたびに、臨地時間が短くなってきている。臨地実習では、机上では学べない多くのことがある。例えば、肺炎の患者で示したように、看護師の五感を使って患者を観察すること、そしてアセスメントを行い、患者に必要な看護援助、ケアにつなげていく等、患者を受け持って、初めて経験できることがたくさんある。この経験を通して看護学生たちは自分の理想とする看護師を目指していく。切り貼りの実習ではなく、真摯に患者と向き合って行う実習をしていくことが重要である。臨地実習はただ単位を取りことだけでなく、看護学生達の看護観に大きな影響を与える。

　改正されたカリキュラムの中で教員としてまた学生にとっては先輩看護師として学生達に何を伝えていくのか、時代を超えても変わらないナイチンゲールの看護の本質をもう一度原点に戻って看護教育の方法論を見出していく機械になった。

引用文献

１）フローレンス・ナイチンゲール,田村真,薄井担子,小玉香津子：病人の看護と健康を守る看護,湯槇ます監修,ナイチンゲール著作集Ⅱ,1974,p125

２）湯槇ます, 小玉香津子, 薄井担子,鳥海美恵子,小南吉彦　編訳：新訳・ナイチンゲール書簡集　看護婦と見習生への書簡　1977　p4

３）前掲書２）,p30-31

４）前掲書２）,p146-147

参考文献

・吾妻友美：ナイチンゲールの看護の本質はどのように伝えられたのか　教授学の探求,23,2006　pp111-121

・曽根志穂,高井純子,大木秀一,斉藤恵美子,田村須賀子,金川克子,佐伯和子：イギリスにおける看護師の教育制度の変遷と看護職の現状,石川看護雑誌Vol.3（１）,2005

・坪井良子,平尾真智子,佐藤公美子,清水祐子：日本の初期看護教育にF.ナイチンゲールが与えた影響—使用されたテキストと卒業生の看護書から− 山梨医大紀要　第17巻 2000　pp20-25

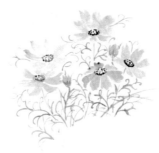

2．研究会における討論・学び・気づき

　①ナイチンゲール方式の看護教育として、専門学校と大学での看護教育の違いはあるのか。②看護は「犠牲行為であってはなりません」[1] をどう考えるか。③実習は少なくなってきている現状で五感による観察ができる学生を育てていくには、について議論を行った。

- 専門学校と大学における教育の違いを学ぼうと専門学校勤務のあと大学に勤務した。現在大学で臨地実習にでており、ナイチンゲール方式の教育は活かされていないのではないかと感じている。それは、学生が臨床で何を学びたいのか、裏を返せば、教員として何を学ばせたいのか、毎日悩みながら指導している。五感を使う、ありのままに事実をしっかり相手に伝えることができる、それだけの知識をもって相手に伝えることができるというのはナイチンゲールの看護教育の素晴らしさだと思える。

- 専門学校と大学での看護教育で、専門学校の学生の方が自分で情報を取りに行くことができているように思う。大学の学生は、教員がずっとついているので、手取り足取りになっているのではないか。教員においても、教員がついているのだから、何か成果をあげなくてはと思う面もあり、どうしたらよいのか、悩むところである。ナイチンゲールの「ひとえに看護師の人柄性格のいかんにかかっている」という部分が印象的だった。現在の学生は看護の仕事をしたい、憧れるというより「お金が稼げる」、「就職ができる」ということで入学している現状がある。

- 五感を働かせる、観察できる教育には、個人的には気づくまで待ってあげる、そして気づかないなら教えるというスタンスで行っている。先日、成人看護学実習で、臨地実習最終日に、受け持ちの患者さんに学生が挨拶した時、目も合わせてもらえなかったという。学生は最後に目を合わせてくれない現状だけをみているが、実は「その患者さんは学生と別れるのが寂しかったと思う」、「あなたがよい看護をしたんじゃないか」というと「そういうことだったのか」と再度患者さんのところに行って挨拶していた。それは、看護に通じるもので、患者さんの表情を観察することで、どういう心情であるのか、感じてほしい。今回は、ナイチンゲールがいう「優れた看護師は何年仕事を続けていても「私は毎日何かを学んでいます」と言うものなのです」と部分に共感した。私自身、修士課程に入学してから常に感じている。また、城ケ端先生も「看護職は専門職なので勉強し続けるものなんだ」といっていたことを再確認できたので、今後も学び続けていきたいと思う。

- 専門看護と大学は、学ぶ学生の年齢の差があるのかなと思う。私自身の看護観は、臨床で働きだしてじわじわと育まれてきたのかなとも思う。「ナイチンゲール誓詞」について、学生の時に毎朝、言っていた記憶があるが、意味が理解できていなかった。基礎看護論でナイチンゲールの部分を担当しているので、是非、学生と共に意味を考えていくことを活用させていただきたいなと思う。五感については、新カリキュラムで一年次は病棟に患者さんとコミュニケーションをとりにいく導入実習を行う。その1年3か月後、2年次に基礎看護学実習に行いき、初め

て受け持ちの患者さんを二人の学生で受け持つ。ヘルスアセスメントの授業を踏まえて患者さんの現象を捉えて、「看る」、「聴く」を行うがまだまだ未熟で戸惑っている。具体的にあれはこうだったと説明しても学生はピンとこない。もう一度、患者さんのところで観察してみると二人のうち一人が理解でき、もう一人に伝える感じである。初めての形態の実習であったが、効果的だったという印象である。「犠牲行為ではない」について、「犠牲」とは、辞書では、「目的のために身命をなげうって尽くすこと。ある物事の達成のために，かけがえのないものを捧げること」とある。なので、単に時間、気持ちを捧げるものではない。犠牲行為で患者さんに与えているものではなくて、自分自身の人生の最高の喜びだと、看護師の仕事を思っている。看護師は他の仕事と何が違うか。自分が患者さんに手を差し伸べただけで、患者さんの表情が明るくなる、「ありがとう」の言葉もいらない。このように看護師という仕事は、犠牲に上に成り立つ仕事ではないと思える。

- 専門学校と大学の看護教育は、専門学校は、1つの看護思想に向けた統一感がある。前回の例会で発表されていたように看護学校ではカリキュラムに理論が組み込まれている。一方で大学は、教科書の選択や看護過程においても各分野で決める傾向があり、統一していない。そのために看護教育の方向が定まらないように思う。看護は犠牲行為であってはならないというのは、ナイチンゲールは看護を専門職として確立したかったのだと思われる。五感による観察については、実習の前に看護と介護の違いを含めて観察の重要性を説明し、何をみてくるのか、説明している。最終レポートでは、看護理論の引用を用いるように今年度から取り組んでいる。訪問看護ステーションの指導者の意見を聴きながら、「看護とは」、「看護師とは」を考えながら、実習を行っていきたい。

文献

1）フローレンス・ナイチンゲール　湯槙ます訳：新訳・ナイチンゲール書簡集―看護婦と見習生への書簡　現代社白鳳選書　1997　p147

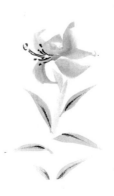

3．研究会における学び・感想
1）「ナイチンゲール看護研究会・滋賀」10月例会に参加して　　　　　　千田　昌子

　9月の上旬、城ケ端初子先生の突然の訃報を聞き、研究会の皆様はじめ私も大きな悲しみと落胆に陥っていました。そのような中、研究会の事務局の皆様の厚く強いご意志のもと、10月の例会は、予定通り開催されました。このことは、「ナイチンゲール看護研究会・滋賀」の再出発の証であり、城ケ端先生が強く臨んでおられたと思います。そして、いつも見守ってくださっていると想い、例会に参加しました。

　今回のテーマ「ナイチンゲール方式看護教育の歴史と実際」講師である奥田のり美氏の講義は、約20年余りの看護教育を共に歩んだ私にとって、興味深い内容と教育の原点を再認識したものでした。講義内容は、今までの研究会の学びを振り返るような、F・ナイチンゲールの歴史的背景を基に始まりました。城ケ端先生が、何となくzoomに参加され、見守って下さっているかのように感じたのです。クリミア戦争から帰国後、ナイチンゲール看護学校を創設、功績や活躍が認められ多くの寄付金寄せられました。

　資料から抜粋すると、看護学校の開講目的は、①正規の看護教育を受け本来の看護の実現すること②品性を備えた女性による本来の看護の実限すること③宗教的実践から分離することこの以上から、看護の定義や役割を明らかにして専門性を持ち、立派な職業にすること。そして、ナイチンゲールの掲げた看護学校の概要は、教育内容として①一般スタッフの教育②管理者教育の2つのチームを1つとして運営すること。管理者が看護教育を理解していなければスタッフは看護に能力を発揮できないとしたのです。その上で看護学校の運営は、聖トマス病院総婦長にフォード・ローバー夫人。方法は、見習い制として、①マトロンと呼ばれる看護総監督の存在②寄宿舎におけるホーム・シスターによる教育③医師による基礎専門教育④病棟シスターによる実践教育。カリキュラムの内容は①治療処置ケア②看護ケアとして使用されたテキストは『看護覚え書』、学生数は当初数十名でその後1500名の志願者が記録されている。とのことでした。F・ナイチンゲールが構成した、200年前の看護教育に対する熱い想いと科学的思考を持ち、看護の創始者であると改めて再認識せざるを得ないものでした。

　この話を聞きながら自分の看護学校の時代を思い浮かべ、幾つかの相通じる教育内容であったと思いました。例えば、3年間の全寮制の中で規律正しい生活を送ったこと。医師による解剖生理学の教育。病棟実習による実践教育を受けたことです。F・ナイチンゲールは約90年の生涯の中で、150点に及ぶ印刷文献や12000点を超える手稿文献を書き残していると言われています。膨大な文献は、いまや日本に於いては、解読が進められナイチンゲール思想の全貌が明らかになりつつあす。

　そのような中、今回の講義資料で提供された「新訳・ナイチンゲール書簡集」看護師と見習生へ

の書簡について、参考にされた文章で前書きにある「その日常の小さなこまごまとした看護行為そのものが最も厳密な意味での科学的探究であり、かつそのままの体現に他ならないのであり、そのような働く看護のみが真の看護を人類社会において実現し得るというものであると思われる。」書簡1「優れた看護婦は何年仕事をつづけていても私は毎日何かを学んでいます。」看護は生涯学習であることを意味していること。書簡7「地域看護」地域看護師の在り様をヘルスプロモーションや家族看護について述べていることなど基礎看護教育に準ずる内容でした。

　最後に講師の質問で大学と専門学校の看護教育の在り方について問われた点について、私自身も専門学校に十数年、その後大学に数年在職しています。自分自身大学教育のあり様を知る為に本学に就職したのです。看護護基礎教育のカリキュラムは、さほど変わりないように思います。しかし、本学の意向として、2年前の新カリキュラムから科目名の変更が行われ、基礎・専門基礎・専門科目の名称や内容を変え、看護のメタパラダイムを表記しています。旧カリと新カリのはざまで、学則の変更も生じています。F・ナイチンゲールの看護教育を色濃く残すのは、専門学校であり、戴帽式やナイチンゲール像などを目にすることができます。教育内容も実習に対する看護倫理や実践能力について力を注いでいるように思います。大学における看護教育は各領域の専門性を高め、研究レポートの探求や思考力に力をいれています。しかし、臨床実習担当を主な業務とする私は、臨床の管理者や指導者にグループワークやプレゼンテーションは得意だがベッドサイドにおける対象とのコミュニケーション力や基盤とする知識と実践能力が弱いと評価されるのが現状です。本学は、新カリに基づき、実習体制も内容も変更される状況にあると聞いています。記録内容を始め理論の活用も変わるのではないかと危惧しています。

　今回の例会に参加し、真の看護教育を継続するには、大学の教育理念アドミッションポリシーに戻りカリキュラムの内容を見極めていくことを再確認することができ、「啐啄同機」の教育言葉を思い出すことができました。今後も、城ケ端先生のご意思忘れず、研究会に参加できる喜びと自己研鑽することを再確認し、F・ナイチンゲールの提唱する的確な観察力や科学的根拠を持つ実践能力を少しでも学習する機会が持てるような看護教育を提供していきたいと考えます。

　最後に出筆の機会をくださった桶河先生に感謝します。

文献

F．ナイチンゲール　湯槇ます他編訳：新訳・ナイチンゲール書簡集　看護婦と見習生への書簡　現代社　1977

２）ナイチンゲール看護研究会・滋賀　10月例会感想　　　　　　　　　岸本　沙希

　10月例会は、城ケ端初子先生のご参加が叶わぬ開催となった。「ナイチンゲール方式の看護教育」について奥田先生が講義をして下さることを、城ケ端先生も楽しみにされており、私も同様、とても楽しみにしていた。なぜなら、私は臨床看護師から看護基礎教育の現場に移行し、３年目となったが、看護基礎教育において、看護学生にどのように伝えたら理解に導くことができるのか、自身で考え抜く力を付けるためにはどうしたらよいのか、と悩む毎日であった。奥田先生は専門学校、大学と看護教育を続けてこられているため、この講義の中から日々格闘する毎日において、少しでも看護学生へよりよい指導方法が導きだせるきっかけになればよいと考えていた。今回の10月例会「ナイチンゲール方式の看護教育」の講義を聞いて、自分の中の看護教育への考えや、臨地実習での在り方を再確認することができた。さらに専門学校と大学教育の考えについても改めて知ることができた。

　今回の講義から、「ナイチンゲール方式の看護教育」として、教育方法は見習い制としており、①マトロンと呼ばれる看護総監督の存在、②寄宿舎におけるホーム・シスターによる教育、③医師による基礎専門教育、④病棟シスターによる実践教育を行っていた。1854年のクリミア戦争でナイチンゲールは看護師として従軍するも、看護師としての専門職は確立していなかった。そこから、ナイチンゲール看護思想の代表となる環境を整え、公衆衛生の概念を取り入れた。この環境論は看護の基本となり、看護教育の場でもしっかりと受け継がれている。私は「ナイチンゲール方式の看護教育」は、まさに看護学としての学問はもちろん、看護師という専門職として働く以前に人としての在り方や社会人基礎力を身につけるために必要な教育方法であると感じた。看護師として倫理観を養い、自律することは、とても大切な要素である。また、寄宿舎における集団生活により規律正しい生活をすることも影響するのではないか。看護師として働く以前に身につけておくことである。それもまた、マトロンから教わり、また寄宿舎によるホーム・シスターの教えがあり育んだのではないか。このことから、臨床での患者さんへの気遣いや配慮につながるのではないかと考える。現在の看護大学では、80名以上の学生数の中で、SNSの流行や、コロナ禍でのオンライン授業によるコミュニケーション不足が生じている。実際に３年生の臨地実習では、お互いに話したことがない学生が存在することや、臨地実習内でのカンファレンスの未熟さが感じられる。このような環境の中で、ナイチンゲール方式での看護教育は、難しく、今後の課題となるのではないかと感じている。看護基礎教育が終了し、新人看護師となったときに患者さんへの気遣いや配慮をしっかりできる看護師に育てていけなければならない。さらに、医師により基礎専門教育を受け、専門職としての知識、技術を身につけることも看護師にとって必要なことである。「意識的な観察と看護実践を通してこの２つが錬磨されていくことが、看護を専門職として成すうえで非常に重要である」[1]と述べているように、看護師は専門職として在り続ける上で、必要な観察を行い、看護を提供する

ため、正しい知識と技術を身につけることが重要となる。臨地実習では臨地実習指導者に教えていただきながら看護実践を行っており、病棟シスターによる実践教育は現在でも、臨床看護師が病院で実践することをシャドーイングや実践と通して教育されている。このように、ナイチンゲール方式での看護教育は、実践に即した看護師を育てるために重要な教育方法であり、専門学校、大学問わず、ナイチンゲール方式での看護教育を基盤としながら看護基礎教育に携わることが必要であると感じた。また、看護教員もナイチンゲールの教えを受け継ぎながら、しっかりと看護教育について考え、実践する必要がある。

　また、講義資料の中の「新訳・ナイチンゲール書簡集」[2]では、書簡１の「優れた看護婦は何年仕事を続けていても『私は毎日何かを学んでいます』と言うものなのです」と述べている。これは、看護師として働く中でも医療はますます進歩し続けている。その中で看護師は、日々学び続けていかなければならない。私も実際に臨床で働いていた時は、常に学修継続が大切であることを痛感していた。また、患者さんとの関わりから学ぶこともとても多かった。さらに、今は看護教員となり、私自身も学修を継続していくことの必要性を実感している。学生への授業計画や演習など、ひとつひとつに学び伝えることの難しさから、自分自身も学ぶことを続けている。さらには教員の学びとして、学生の気付きや考えは新鮮なことも多い。学生の視点から、再び教員も学ぶことが出来るのである。

　現在では看護大学が増加傾向となり、看護学という学問として学生は日々学修している。大学では、一般教養も専門学校より多く、また各大学により特色もある。専門学校のように、戴防式もなく、ナイチンゲール像もないところが多い。看護学生という認識を自覚することに時間がかかるように思う。しかし、看護師になる、ということは同じであり専門職として将来働くこととなる。書簡２の中で、「読み書き計算が正しくできず、患者の体温も満足に記憶出来ないようではまったくお話にもならない」[2]と述べている。大学でも専門学校でも、看護師としてやはり、一般教養ももちろん、しっかりと学修をすることで、患者さんへの観察やケアに影響していくことではないかと考える。

　看護大学で教員として基礎教育に携わるなかで、ナイチンゲールの看護教育は根底に忘れてはいけないと、改めて今回の講義を聞いて感じることであった。臨地実習では、大学で学ぶこと以外での、病院で学生としての在り方や倫理観、患者さんへのコミュニケーション能力、看護実践など臨床で学ぶことが非常に多い。その学びを元に、私は教員として、看護学生が「看護師になる」という自覚をもち、専門職として働くということを認識できるように導いていく必要があると考える。

文献

１）城ケ端初子：ナイチンゲール讃歌　サイオ出版　2015　p110

２）フローレンス・ナイチンゲール　湯槇ます訳：新訳・ナイチンゲール書簡集―看護婦と見習生への書簡　現代
　　社　1997

第3章 「ナイチンゲールの看護思想をどのように臨床に活用するか」

（第45回例会活動内容／開催日 1 月20日）

1．研修内容

永山　夕水

Ⅰ.はじめに

1．自己紹介

　私は急性期病院に勤務し、乳がん看護認定看護師と管理職として新人看護師研修責任者の役割がある。日々の乳がん看護実践や新人看護師教育を行う中で悩む事も多く、私が臨床で経験した事例を振り返りナイチンゲール思想について考える。

〔本日のディスカッションの内容〕

　　1）臨床や教育現場で、ナイチンゲール思想をどのように活用されているか

　　2）看護師や学生、スタッフに対して、ナイチンゲールの思想をどのように伝えているか

2．ちょっと「乳がんについて」

　私は乳がん看護認定看護師の役割として検診の啓発活動もあり、少し乳がんについて伝えたい。乳がん患者は年々増加し約97000人と増加している[1]。乳がんは、乳腺に発生する悪性新生物（悪性腫瘍）である。乳腺は母乳をつくる分泌腺で、乳腺葉は母乳を作る「小葉」と作られた母乳を運ぶ「乳管」でできている。乳がんの約95％は乳管から発生する乳管がん、約 5 ％が小葉にある[2]。乳がんは早期発見、早期治療で治癒を目指せるため、検診を受けるなど、自身の身体に関心を向けてほしい。

　この乳がんについては、ナイチンゲールが生まれる前の1600年代にも描かれていた。オランダの画家レブランド・ファン・レインが描いた「バテシバの沐浴」という女性の裸体の絵画をよく見ると、左乳房に皮膚の陥凹がみられ「えくぼ」のように見える。これは乳がん細胞が、乳管内からクーパー靭帯が存在する皮下脂肪層に浸潤することにより、皮膚が引きこまれた状態である[3]。また、日本では1804年に華岡青洲が、全身麻酔下で初めて乳癌切除手術をされた[4]と言われ、乳がんについてはナイチンゲール誕生前から言われていた。

Ⅱ．Florence Nightingale

1．ナイチンゲールの誕生

　ナイチンゲールは、1820年イタリアに生まれ、24歳で看護師になる決心し看護学を学んでいた。1853年には 1 年間のロンドンにある婦人慈善病院の総婦長と責任者となり、翌年には、修道女と看護師38人の従軍看護を率いてクリミア戦争へ行かれ 1 年半における活躍された[5]。90歳で死去した

1820 年	5 月	イタリア・フローレンスで生まれる
1843 年	23 歳	ハロウエイ村の貧民小屋で病人たちの世話をする
1844 年	24 歳	看護師になる決心をする
1851 年	31 歳	カイゼルスウェルト学園を再訪し看護法を学ぶ
1853 年	33 歳	ロンドンのハーレイ街にある「婦人慈善病院」が再建され責任者になる
1854 年	34 歳	クリミア戦争　修道女と看護師38 人の従軍看護団を率いてクリミア戦争へ
1858 年	38 歳	「病院覚え書き」
1859 年	39 歳	「看護覚え書」出版
1860 年	40 歳	ナイチンゲール看護師学校開設
1865 年	45 歳	「救貧院」の改善に取り組む
1901 年	81 歳	ほぼ失明状態
1910 年	90 歳	8 月13 日死す。国際を辞退
1901 年	81 歳	ほぼ失明状態
1910 年	90 歳	8 月13 日死す。国際を辞退

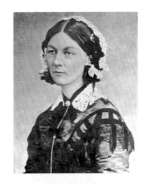

出典：フローレンス・ナイチンゲール - Wikipedia

が、ナイチンゲールが死去した66年後のイギリスでは、乳がんに罹患した女性のうつ病などの精神状態が社会的問題となり、乳がん診療のスペシャリストナースを導入された[6]。日本では2003年に、乳がん看護認定看護師が誕生している[7]。

　ナイチンゲールは、２年半の臨床で素晴らしい功績を残され、病院まで作られるという才能と信念の強い方だった。19世紀の病院は「下層階級の病人が集う不潔な場所」で病院の形態を成していませんでしたが、衛生管理の重要性を社会に訴えていました。「病院覚書」の中では、「良い病棟とは、外観の見事なことではなく、患者に常時新鮮な空気と光、十分な暖かさを供給しうる構造のものである」[8]と看護師の専門的な知識で病院を大きく変えた。このナイチンゲールの考えが、時代を超えてコロナ（Covid-19）禍に大きく取り上げられた。

２．換気

　2019年12月中国武漢市１例目のCovid-19に感染した患者が報道され、2020年１月には日本人１人がCovid-19感染し、当院でも受け入れ態勢を考える会議が毎晩のように行われた。このコロナ禍ではナイチンゲールの「換気」がキーワードとなり、Covid-19感染拡大時には、ナイチンゲール生誕200年という節目の年でもあった。改めて、私たちに換気の重要性や、健康という基本的な考えについて教えられているのではないかと感じた出来事であった。換気について考えた【事例１】について紹介する。

【事例１】

・Aさん40歳代の女性　診断：スキルス胃がん　　予後：予後不良であり医師より説明
・夫は医師より「Aさんの状態が、回復の見込みがない」ことを説明された。私は、その説明時に同席した。夫が診察室を出た後、声をかけるが特に訴えることはなく帰宅された。

・翌日、私に夫より電話があり。「妻に、外の、外の空気を吸わせてください」と言われた。私は夫と話しながら、昨日の病状説明が聞き辛さを話されるために電話があったのではないかと考え対応していたため、「えっ？」と聞き直すと、「一度、外の空気を吸わせたいのです」と電話越しに懇願され「はい、わかりました」と答えが、呼吸状態も悪くベッドで移動し外へ出ることは諦めた。

　私は、進行の早かった終末期の患者さんが、梅雨のジメジメした時期に温度の調整ができる部屋で過ごすことが良いのではないかと感じていたが、夫は「外の空気を吸わせたい」と言われた。夫の言葉を振り返ると、ナイチンゲールの換気が思いだされた。夫はナイチンゲールの換気で言われている「健康回復上にある患者にとって絶対不可欠な爽快感や開放感をもたらす」[9]という視点あり少しでも呼吸を楽にさせたい思いがあったのではないかと感じ、もう少し患者、家族に看護師として何かできたのではないかと振り返った事例である。

　ナイチンゲールは「感染予防に最も必要としたものは『消毒』ではなく、『新鮮な空気』を病室に取り入れること、すなわち『換気』である[9]と述べ、換気にこだわった事を以下のように述べていた。
＊「身体の清潔」は洗浄や清拭などによって保てるが、生命の保持は「換気」でないとできない。[9]
＊「肺や皮膚からでる病的な発散物を取り除く」ことができ、健康回復上にある患者にとって絶対不可欠な爽快感や開放感をもたらすことができる。[9]
「新鮮な空気を取り入れること」という換気は、看護師でなくてもできる事であるが、ナイチンゲールは換気について「生命の保持」や「健康回復上に不可欠なもの」とあり、看護師として当たり前に行う換気の意味を改めて考える機会となった。

Ⅲ．ナイチンゲール思想を臨床で活用
1．ナイチンゲール思想を臨床で活用する時（乳がん看護）

　私が、ナイチンゲール思想を臨床で活用する時は、患者との関係でもやもやとズレを感じた、困った事例が一段落した後の振り返り、Bad Newsを聞いた患者への声掛け、新人看護師への助言が気になった時、などそもそも問題の根源や私の気がかりはなんだろうと悩んだ時に立ち止まり、ナイチンゲールの思想を読み返す。

1）医師の視点、看護師の視点での「病気」

　私が臨床で感じることは、医師の視点、看護の視点で「病気」の患者をチームで看ているが、働き方改革の観点もありタスクシフト、タスクシェアが行われている。例えば、検査科の技師が、看護師の代わりに血管確保を行う事や、特定行為看護師であれば医師の指示書の元、看護師の判断で

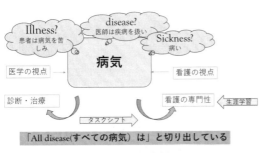

医学の視点と看護の視点

医療行為が実践できることもある。

　タスクシフトは、チーム医療の中で必要であるが、患者を看護の視点よりも医学の視点よりに看ているのではないかと感じることもある。実際、乳がん看護の中で、乳がんになりやすい遺伝子を生まれつき持っている場合、乳がんを発症するリスクが一般の人より高く、がんを発症していない乳房や卵巣を予防的に切除することが選択できる。この乳房、卵巣の予防的切除に関わる意思決定支援では、乳がんという病気や看護、遺伝についての知識がなければ支援できない。これら病気の患者を看るには、医療の専門性が高く求められ、患者自身については高齢化も進み個別性がより求められる時代であると考え、患者のニーズを把握するためにも看護師の生涯学習は、益々重要と考える。

　この医学の視点、看護の視点で見る「病気」とは何か。英語では「disease」「sickness」「illness」とあるが、ナイチンゲールが言う「病気」は「disease」であり、「All disease（すべての病気）は」と切り出している。[10] この「病気」について考えた【事例２】を紹介する。

【事例２】

> 〈Ｂさん〉　60歳女性　夫と２人暮らし　子ども２人は独立
> 　　　　　　職業:学校給食の仕事
> 〈経　　過〉　乳房の左右差に気づきクリニックを受診し乳がんと診断される
> 　　　　　　サプリメントを内服するが、腫瘍増大しサプリメントを増量していた。その後、食事摂取できず当院受診
> 〈診　　断〉　進行乳がん　stageⅣ（腋窩、縦郭リンパ節、肺、肝臓転移）
> 〈治　　療〉　抗がん剤治療を勧められ、抗がん剤を投与し症状は改善していたが副作用により治療の中止を希望した

> 　Ｂさんは、「何を食べても味がしない。砂を噛んでいるよう。生きている気がしない！」と治療を拒否され口数の少ないＢさんは憤慨された。医師より治療を中止することでの病状悪化を説明された。夫と相談され治療を中止し、緩和ケア科に紹介となった。

　◆私はＢさんとのズレを感じた

「私はせっかく治療効果もあり、食事が摂れるようになったのに治療を終えるのか」とＢさんはど

んな思いなのか、私の関わりはどうするのかと思い過ごしていた。その後、乳房自壊創が悪化しケア方法を知りたく、皮膚排泄ケア認定看護師に相談をした。すると皮膚排泄ケア認定看護師は、自壊創に伴う肩の凝りや上肢の可動域の制限に気付き、手で肩をほぐしながらBさんに関心を向け、処置を行った。その後、私に「Bさんは、乳房自壊創の処置を自分でできるが一人でするのは孤独ではないか」と言われた言葉が私の中に残った。私は皮膚排泄ケア認定看護師のアドバイスを受け、リハビリを導入しリハビリで来院時には自壊創のケア介入を行った。日々、病状は進行していたが患者の表情は穏やかになり、夫と車いすで可能な限り外出し、リハビリ通院でケアに外来に来られる時には外出時の出来事を楽しく話し、最後は自宅で家族に看取られた。この事例から「病気」とは何かを考えさせられた。ナイチンゲールの看護覚え書の序章に、病気とは何かが書かれていた。

2．看護覚え書「序章」病気とは何か

ナイチンゲール　看護覚え書「序章」病気とは何か[11]

＊「すべての病気は、その経過のどの時期をとっても、程度こそあれ、その性質は修復過程（reparative process）であって、必ずしも、苦痛を伴うものではない）

＊「つまり病気とは毒されたり（poizoning）、衰弱（decay）する過程を癒そうとする自然の業であり、それは何週間も何ヶ月も、ときには何年も前から気づかれずに始まっていて、このように進んできた以前からの過程の、その時々の結果とし現れたのが病気という現象なのである」

私はBさんを乳がんだから悪くなり、治療しなければ悪化するのは当然と考えました。

城ケ端（2015）[10] は、ナイチンゲールの「看護覚え書」の序章から、ナイチンゲールは、「すべての病気は『過程（プロセス）』であると言われている。その過程は自然に治ろうとする力（自然治癒力）が働いているというわけである。私たちナースが病気を過程（プロセス）として捉えれば、そのプロセスの一瞬、一瞬に働きかけ、病気を予防したり、発病をおさえることが可能になる。また、仮に病気になったとしても自然治癒力を引き出しているように働きかけることで病状を軽くすることもできると述べている。このことから、私は病気を乳がんになったという『結果』の発想をし、仕方がないと自然治癒力には気づかなかった。

また城ケ端（2015）[10] は、「私達ナースは、病気は修復過程であると捉えているので、どんな病気であっても、死の瞬間まで、その人のもつ、治ろうとする力（自然治癒力）を最大に引き出せるように働きかけていくことができる」というように、病気を結果の発想をするか、修復過程と発想するかは、看護が大きく変わる事を学んだ事例である。

3．看護師は病人に害を与えてはならない

私が、病人に外を与え修復過程を遅らせたと経験した【事例3】を紹介する。

【事例3】

〈Cさん〉　40歳代女性　〈家族〉夫、長女（高校生）、次女（中学生）

〈職　業〉　清掃業のパート　〈既往歴〉摂食障害

〈診　断〉　乳がん　stageⅡ

〈治　療〉　術前化学療法TC6コース⇒左乳房部分切除術＋センチネルリンパ節生検⇒術後放射線療法⇒内分泌療法

〈経　過〉　抗癌剤治療、手術が終わった頃、外来の受付けに電話があり、受付より「患者さんが、抗がん剤治療の事で怒って電話され、受診に来られます」と聞き面談をする

Cさん：「私、閉経ですよね。治療は私が選びたかった。治療だけでなく患者の生活がありますよね。川に飛び込みたい気持ち。だって無理やり生理を止められて。抗癌剤で閉経になるなんて言われなかった」

私　　：必ず閉経になるわけではないことや、治療のメリットを伝えようと再発リスクを下げている臨床試験の数値を伝えた。

Cさん：永山さんは、女性ホルモンを抑えるのは乳がんの再発を抑えられると言ったけど、「だから閉経でいいじゃない」と言われたようで傷つきました。

　Cさんの価値観を考えず、治療のメリット、デメリットについて情報提供をしていた。患者は傷つき、毎週のように「抗がん剤治療された事が腑に落ちない」と話をされ、毎週「話を聞いてください」と言われ抗がん剤治療の後悔を話され、話をされる間隔が月に１回に減り２年ほど本人の辛さを外来で傾聴をした。Cさんの納得や価値観を組み取れず、回復過程を遅延させていた事例であった。

　ナイチンゲールの「病院覚え書」は、主に病院の構造が感染症の温床になると指摘して、病院建築の理想的な設計図について触れている。この中で患者への害とは何か。看護師の対応が患者の神経を逆なでしたり、不安や恐れを抱かせるものであれば、それはまた患者に害を与えて生命力を消耗させ、回復への道のりを阻害してしまう。[10]と述べられ、この事例は、看護師が患者に害を与えて生命力を消耗させ、回復への道のりを阻害したと感じた事例である。

4．看護とは何か

　治療を拒否する乳がん自壊創を抱えた患者の対応に、困難を抱えた事例

【事例4】

〈Dさん〉　40歳代　夫、息子2人と別居中

〈診　断〉　進行乳がん　巨大乳房自壊創

〈経　過〉　前病院で術前化学療法を行ったが、2種類目の抗癌剤の効果が乏しく、手術を早めるよう勧められた。しかし「副作用で苦しんだのに効果がないなんて」と治療を中断。乳房自壊創が巨大になり動くことができず、救急車で当院へ搬送された。搬送後の当院でも抗癌剤治療は拒否され手術療法のみ希望された。術後は日常生活に戻ることができたが、数カ月後に自壊創は増大し入院。食思不振にて輸液の指示があるが、本人は拒否して対応に困ると病棟より乳がん看護認定看護師へコンサルがあった。

・病棟看護師より連絡

　　Dさんは、「点滴も何もしてほしくない。」と怒り気味で、食事もできないし、どのように関わったらいいでしょうか。と連絡

・主治医を交えて、病棟でカンファレンスを行うことを提案し実施した

　Dさんについて、病棟でカンファレンスを行い病状は医師から聞き、家族の思いや看護師が感じているDさんの思いを関わった看護師から意見を出しあった。カンファレンスでは、Dさんの環境について問題視され、まずは環境を整える事から始めた。

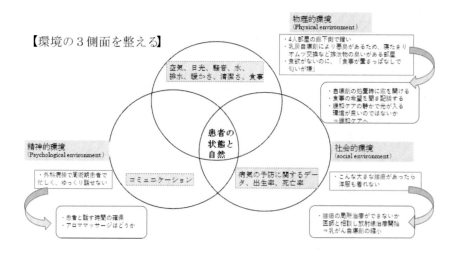

(出典)城ヶ端初子編：実践に行かず看護理論第2版.図1ナイチンゲールが考える環境を編成　サイオ出版.2020.p23

　カンファレンス後、配膳はDさんの食事の希望を聞き、配膳を置いたままにして匂を残さないように配慮し、治療に対し拒否的であったが腫瘍増大に対して、放射線治療について情報提供し納得され放射線治療医に相談し実施した。その後、腫瘍の縮小が一時的にみられ、暗い廊下側の病室から窓のある眺めの良い緩和ケア病棟に転棟し穏やかに過ごされた。

　患者対応に困った事例であるが、カンファレンス後にDさんの環境を整える事で、ストレスを減らし、穏やかに過ごせるようになった。Dさんの病状は進行するが、Dさんの消耗を最小限にするよう努め、修復過程を促進できるように環境を整えた。Dさんの関わりは、看護についても考えさせられた。ナイチンゲールの看護がすべきこと「それは自然が患者に働きかけるに最も良い状態に患者をおくことである」[7]とあり、最も良い状態に置くには、まず環境を整える事が重要であると感じた。

ナイチンゲールが考える環境

　人間をめぐるすべてのもの「**環境**」ととらえている。なかでも、物理的環境を調整できる要素として、空気、清浄な水、暖かさ、日光、騒音、気分転換、ベットと寝具、部屋と清潔、排水および食事と栄養などがあげられる。環境の要素の1つまたはそれ以上が欠如すれば全体のバランスを失う。患者は環境から受けるストレスに対応するために、エネルギーを必要以上に消費することになり、消耗につながるこれらの3つの環境の刺激が、中心にある患者の状態と自然に働きかけ、良好な修復過程を促進させるのである。[12]

2）ナイチンゲール思想を臨床で活用する時（新人看護師教育責任者）

5．看護師が晒されている危険性について

　ナイチンゲールは看護師をどのように養成し、管理するかが重視されなければならないと看護教育にも力を注いだ。看護師が晒されている危険性については以下のように述べている。

〔看護師が晒されている危険性について〕[13]

　1）当世の流行としての看護とその結果としての熱意の欠如

　2）単に金銭目当てになること。女性はお金のためだけに生活しているのではありません

　3）看護を天職（calling）として捉えるのではなく、単に一つの職業として捉えること

　4）看護は書物と講義と試験で学べると考えてしまう危険性

　ナイチンゲールは看護師が誕生してわずか一世代しか育っていないのに、看護には危険がすでに生じていると伝えている。看護職を熱意の欠如から看護を自分の人生として捉えられないという内容は、近年にみる「待遇の良さで職場を選択する」といった新人看護師や、看護は現場で経験を積

んだ先輩や研修で学ぶものであるが、書物や講義だけで学べると考えてしまうという、看護を学ぶ場を学歴の偏差値で決めるなど今の時代でも同じ危険性があることに驚いた。

6．観察

新人看護師の成長が遅いと言われる新人E看護師のシャドーイングを行った事例

〔事例5〕

・バイタルサインのため新人E看護師と患者の部屋へ行く。

　新人E看護師：　SpO2が低いので、酸素をはじめます」

　新人看護師研修責任者：今、吸引した後だよね。指にちゃんと装着できているのかしら？

　新人E看護師：「血圧が98です。利尿剤は投与しないほうがいいですか」

　新人看護師研修責任者：何でそう思うの？「いや、前に血圧が100を切ったから、やめたほうがいい、と言われた事があるので」

・看護師としての視野が狭くなり、本日行うことに必要な最低限の情報さえあればよい⇒医師の指示、数字に支配されていると感じた

・患者に触れて五感を使った観察する行動ができていない。　・知識不足が大きいのか

ナイチンゲールは、看護師に教えるいちばん重要なこととして「観察」を以下のように挙げている。新人看護師は、医師の指示に合わせて患者を看るのではなく、しっかり観察するという重要性について、伝えていこうと感じた事例であった。すばやい確かな観察ができなければ、どんなに献身的であっても役に立たないは、この新人E看護師のシャドーイングでも強く感じた。

観察の重要性[14]

「確かな観察がいかに重要であるかについて考えるとき、観察がなんのためであるかを見失ってはならない。それは種々雑多な情報や興味を引く事実をかき集めるためではなく、生命を救い、健康と安楽とを増すためである。すばやい確かな観察という習慣が身についていればそれだけで私たちが役たつ看護師になれるというのではないけれど、それがなければ、どんな献身的であっても私たちが役にたたないと言ってもよいだろう」

Ⅳ．まとめ

今回、私が経験した看護実践の中で、ナイチンゲールの思想が思い出され振り返った事例を紹介した。ナイチンゲールの思想は「環境」が基本となり、環境は人間を取り囲むすべてのもの広範囲に及び、臨床での活用がしやすいと感じている。また、看護実践の振り返りにナイチンゲール思想

を活用し、次の看護実践へとケアを積み重ねることで看護ケアを提供するスキルを研鑽できると考える。特に医療が高度化することで、つい「病気」だけに視点が向きやすくなるが、「病気の人」を看護していく視点をもち続ける必要がる。そのためにも、看護実践にナイチンゲールの思想を使うことによって、看護がすべきことについて考えることができる。

文献

1 ）国立がん研究センター：https://ganjoho.jp/reg_stat/statistics/stat//cancer/14 breast.htm #anchor1
　　（検索日2024年 1 月15日）

2 ）阿部京子編：ブレストケアナース役割と実践　日総研出版　2006　p20

3 ）土井原博義　平成人：乳がんの診断と治療　岡山医学会雑誌　第119巻　January　2000　p274

4 ）和歌山県立医科大学附属病院紀北分院：華岡青洲の乳がん手術　wakayama-med.ac.jp（検索日2024年 1 月15日）

5 ）城ヶ端初子編：ナイチンゲール賛歌　サイオ出版　2015　p13

6 ）前掲書 2 ）p9

7 ）公益社団法人日本看語協会：https://www. nurse.or.jp/nursing/ qualification/vision/cn/ index.html
　　（検索日2024年 1 月15日）

8 ）長澤泰：建築家が読む『病院覚え書』https://jnapcdc.com/LA/nagasawa/index.html（検索日2024年 1 月15日）

9 ）岩田健太郎：ナイチンゲールはなぜ「換気」にこだわったのか　日本看護協会出版会　2021　p27-28

10）城ヶ端初子：看護覚え書　ナイチンゲール看護研究会・滋賀 11月定例会資料　2015

11）フロレンス・ナイチンゲール　小林章夫他訳　対訳：看護覚え書　うぶすな書院　2015　p3

12）城ヶ端初子編, 実践に生かす看護理論19　第 2 版　サイオ出版　2020　p22-23

13）フロレンス・ナイチンゲール著　早野ZITO真佐子訳：ナイチンゲールと「三重の関心」病をいやす看護、健康をまもる看護　日本看護出版会　2022　p29-41

14）前掲書11）p183-184

２．研究会における討論・学び・気づき

講師よりディスカッションのお願い

　　１）皆様は、臨床や教育の場面で、どのような時にナイチンゲールの思想を活用されているか教えて下さい。

　　２）今の新人看護師さんや学生さん、スタッフさんに、ナイチンゲールの思想をどのように伝えていますか。教えて下さい。

【討論・学び・気づき】

・　臨床の場での活用としては、自分自身がまだまだナイチンゲールの思想が不十分だと思いながら研究会に参加し勉強している。小管理で言われている「あなたが居なくても看護が提供できる場面を作っていく」というとことは、日々使って指導しているイメージがある。

・　看護師は責任感が強く、こうしてあげたいと思う気持ちも強いように感じており、現場では看護計画の問題や、申し送りなど、日常のケア場面の中から皆が看護理論を使用している。

・　最近では、入院滞在期間が短縮され、「受け持ち看護師の意識」が低いのではないか、という問題が現場であがる。昔なら「私の患者さん」と言う意識が強く、ケアの意識も高かった。看護計画はしっかり計画を立て、自分が居ないときにも、どのようなケアが必要なのか、ということが大切である。

・　定年退職者が増え一気に職位が昇進することもあり、管理者になりたての看護師長は「自分が居ないと」と思い土日も勤務をするなど非常にストレスフルである。その管理者が居なくても、看護ケアが出来、そのための関係性を作ることが大切だと思う。それが、「あなたが居なくてもケアをする」というナイチンゲールの言葉に繋がっているのではないか。

・　１年生の基礎看護技術の演習では、清拭や足浴、体位変換では必ず事例を提示するようにしている。患者への配慮、環境の調整、温度や湿度を見て、考えてからケアをすること、手技を覚えることにとらわれないように、ということを大切にしている。その中でもディスカッションしながら、患者さんの思いはどうか、どこが辛いのか、どのような援助をしたらよいのかを考えた上で実施している。

・　学生３人１組で技術演習をするが、１人実施した後、振り返りを行う。２人目の実施をし、また振り返りをする。そして３人目が実施するときには、自分たちが考えていた理想のケアに辿り着くことができるようにしている。時間はかかるが、学生がいろいろ想起することや感性を磨くことが希薄になっているので、「ちゃんと考えられる看護師を育てる」ということを大切にしている。

・　実習で臨床に出たときに、看護師さんはあれもこれもとたくさん考えている。しかし、それはどこから来たものなのか、またどういうことなのかというところは、ナイチンゲールの４つの軸である、人間・環境・健康・看護というところを意識しながら常に学生に物事を考えさせる

ようにしている。

- 災害看護について、能登の地震でも、看護職の声が行政に届かなかったり、届いても既成概念にとらわれて、新しい発展的なことに行き着かなかったりする。災害現場では、苦労していろいろ提案しても物資が入ってこなかったり、段ボールベッドが届かなかったり、という一般の方々とコミュニケーションがとれず、被災者の生活環境がなかなか改善できなかったりする。また、感染対策が後手に回るなど、看護の考えが一般の方になかなか伝わらないことも未だにある。ナイチンゲールがクリミア戦争で苦労して、結果を基にして改善していったことを思うと、やはり「看護」を続けていくという姿勢は大切だと感じる。

- 災害支援ナースの登録のために勉強していた矢先、能登地震が発生し驚いていたが、災害看護は看護の視点を大切にすることを言われており、ナイチンゲールがいつも看護理論として学習する。ナイチンゲールが言う「環境」が改めて大切であると感じた。また、防災士の資格取得時は、多職種や地域、自治会や行政の方々とディスカッションを行ったが他の職種の方と協働することの大変さを感じた。看護師として災害現場で知識や技術を活用し支援が行うことができればよいと考えている。

- また、現在実習中で急性期（周術期）を担当している。患者の離床やケアをするにも、環境整備や患者の観察が大切であり、ナイチンゲールのいう環境や、観察は忘れてはいけないと感じている。外の空気を患者さんは吸いたいと思って散歩に行くことなど、ナイチンゲールの看護に通ずるものがあり、そのようなところを学生が考えながら実習に活かすことができるようにしていきたい。

- 在宅看護では、学生に「看護とは」ということを伝えていなかったが、やはり伝えていく必要があり、講義や実習で教えることや、レポート作成にも看護理論を使うよう指導している。学生によっては、「小管理」や「変化」という視点に気付くことができている。

- 在宅看護で特に感じることは、病気ではなく病人として、「人として看る」ということが大切であると感じている。ただ、どうしても学生は記録を書く際に参考書から一般論になり、"その人"を看ることができないと感じる。そこは教育の希薄さが見えたように思う。

- 在宅実習で、ある学生が、毎日療養者さんが待ってくれていて、頑張れと言ってくれたから実習が楽しくて、療養者さんに会いに実習に行っていた、と涙ぐんで話していたことがあった。それを聞いて、看護を、教員ではなく療養者さんから教わっていたのだと反省した。それと共にどのようにナイチンゲールの看護思想を伝えていけばいいのか考えさせられた。

- 実習終了時のレポートでは理論をおさえるようにしているが、実習中でも、なぜ観察をするのか、病人を看るということなどを伝えていく必要がある。今後は「看護覚え書」を学生に持参してもらい、一緒に今、なぜこのような状態なのかなども考えていきたいと思う。

- 在宅実習で、それまで一人で歩いていたが運動機能の低下で歩くことができなくなった療養者

に対して、学生が天気や体調が良い日に一緒に散歩をした。すると療養者は、外気を吸い気分転換をしながら、「ここまで歩けた、もっとこうしたい」と思うようになり散歩を続けたことがあった。このようなときに、ナイチンゲールの思想を入れて説明したいと思った。

- ナイチンゲールの「看護覚え書」は基礎看護学概論で教えている。「環境」では、ただ理論を伝えるのではなく、ナイチンゲールのビデオを見せながら背景を丁寧に伝えるようにしている。「観察」では、入学して間もない学生のためディスカッションで一般の人の話し合いのようになるが、五感を使っての観察を一生懸命発表している。現在、基礎看護学実習Ⅰに実習に行っているため、帰校日に学生にどのようなことを観察したのか聞いていきたい。

- 最近の実習は、入院期間は短く、実習期間も短い、そしてコロナ禍であることで、患者さんに関わる場面やどのように考えて実施しているかなど、看護師さんに聞く時間がない。それなのに、今回講師の先生をはじめ参加者の話から、学生に伝わっていっていることがすごいと感じた。関わるものが思想をもつことが大切であると改めて感じた。コロナ禍によって「環境」がピックアップされてきた部分であり、さらに学び続けていきたい。

- 専門学校には、銅像もありナイチンゲールがそばにいるように感じ、教員もナイチンゲールを意識していたためか、1年生の頃からの教育が積み上がり3年生でも学生からナイチンゲールのことが出てきたりしていた。たとえば、学生は、何も言わなくても昼ご飯の後は換気を行い、校内は静かに歩かなければいけないと分かっているなど、学生自身の意識も根付いていたように思う。大学では意識が薄いと思うため、入学して間もない頃から、ナイチンゲールの教えを教員がわかりやすく伝えていく必要があるのではないかと思った。

- 実習前の技術試験を実施した際、学生の中には、冷たい聴診器を直接当てるとか、マンシェットが巻けない、橈骨動脈もわからないまま、ただ10分以内に実施することを意識していることがありがっかりしたことがあった。特に、環境や観察となると、学生はルーティンで覚えてしまったことを行っているように感じ、どのように伝えていけばよいのか悩んでいる。心のこもったケアをしようとする学生が少なく、冷たい手で脈を測ったりすることのなんとも感じない、五感というところも教えられていないと感じている。

- 専門学校は、戴帽式があったり、玄関にナイチンゲールの像があったりとナイチンゲール精神が1年生の頃から植え付けられているように思う。本日の講義や皆さんの意見を聞いて、「三重の関心」に興味があるため、もっと勉強して学生に少しでも教えて行きたい。

- 実習では、環境整備を朝一番に行うが、そこから後の環境をどう整えていくか、ということが完全に学生の意識から抜けてしまっていると感じる。自分も学生時代にナイチンゲール誓詞を読んでから実習に行って、それを実習でどう繋げるのか、担当教員から指導を受けたことを思い出した。もう一度いろいろと勉強しないといけないと感じた研修会となった。

- 今行っている実習で、活動レベルをあげる時期にある患者さんが、コロナによる換気のため寒

　　いから外に出たくないと言われ、学生が自分の援助が思うように行かず悩んでいる。今回の講
　　義を聴いて、ナイチンゲールの環境を整えることや看護に関しても振り返りながら学生と考え
　　ると、寒い環境が悪いということではなく、その中で学生自身がどのようなケアをしたらよい
　　か、というところに結びつけるような指導ができたらよいと思った。

・　指導の在り方や先生方のご意見を聞いて実践で活かせるようにしたい。実習指導を行っていて
　　も、学生の援助に看護がないと感じる部分が多い。たとえば、バイタルサインを測定するだけ
　　や病気の症状を聞くだけ、記録を埋めるためだけに実施しているような気がする。どのように
　　繋げていけばよいかということをいつも思っている。

・　振り返りで、看護理論はどうだったか、と問いかけると学生から理論についての話が出てくる
　　ことが多い。専門学校の先生が言われていたようにナイチンゲールのことだけは出てくるよう
　　に感じる。今は呼吸器病棟の実習に行っており、レントゲン画像を見せて、どこがしんどくて
　　どのような声かけをするのかを理論を使って説明している。この研究会が自分自身にとても役
　　立っており、また参加したい。

・　新人教育で50回以上の研修を行っておられ、すごいと感じた。内容もナラティブなど増やされ、
　　経験を持つ先輩方からの話に意味があり、効果的なのだろうと思った。学生でも今は効率性を
　　求めることが多く、その前に看護の本質というところを教えていかないといけないと今回改め
　　て感じた。

【講師よりまとめ】
　看護基礎教育と臨床の現場でこのように意見交換できることはすごく良いと思った。また新人か
ら聞いた課題を組織として動かしていくということは自分自身の課題であり、会議で話をしたり部
署を代わっていただいたりもした。新人看護師は実は、学生時代に学んだことが活かされており、
気付きはすごいと思うことがある。中間層や管理職がしっかりしながら、新人より刺激をもらって
繋げていくことが必要である。新人看護師を通じて、基礎教育を教えていただく方々から勉強でき
るとよいと思っている。ナイチンゲールをまた頑張って勉強していきたい。

3．研究会における学び・感想
1）「ナイチンゲール思想をどのように臨床に活用するか」に参加して　　　　井上　美代江

　看護専門学校の管理職になり4年が経過した。看護基礎教育の1年次生に対して基礎看護学概論の授業で近代看護の祖とされるナイチンゲールの生涯を紹介し、看護の『看護覚え書』にある定義「看護とは、新鮮な空気や陽光、暖かさや清潔さや静かさを適正に保ち、食事を適切に選び管理する—すなわち、患者にとっての生命力の消耗が最小になるようにして、これらをすべて適切に行うことである。」について教授している。ナイチンゲール看護研究会・滋賀で城ケ端先生はじめ参加されている方々から伺った看護実践を伝え、理解へつなげている。

　看護は実践の科学と言われているように看護の対象に対して行った看護を内省し、さらに少しでもより良い看護を考えていくときに理論は活用できる。

　今回の講演は乳癌患者の看護について事例を説明してくださり、ナイチンゲールの思想を入れて説明していただいた。丁寧に具体的に内省されていてこれから出会う患者への看護実践に生かされているのだと強く感じた。

　一番印象に残っているのは「病気を見るのではなくて病気の人を観る」ということだった。病気を持ちながら生活されている人を少しでも安全安楽に向かって援助することが看護である。

　ナイチンゲールは、『看護覚え書』の病人の観察の章で、「観察は何のためにするのか」「観察の目的は実践である」と述べている。しかし、現在教育の場において、学生は情報を収集すること、実習記録への整理が目的になってしまっていると感じることがある。五感を活用して対象理解のために情報を収集整理し、対象に応じた看護を実践することが重要である。例えば「観る」ことが漠然と目にはいる「見る」になっていないだろうか、「聴く」が音として「聞く」になっていないだろうかと感じている。

　また、最近は患者の入院期間の短縮から、学生は受け持ち患者が変更になる学生は多い。学生が看護として印象に残る関わりの場面が制限されているように感じる。このような状況にあって、学生が良い看護実践であると感じられるために看護者の「思考発話」等の活用と学生の「思考発話」が大切であると考える。

　忙しさのなかにあって、学生が、本日の講師の永山先生のように相手の話に耳を傾けながら実践された看護を伺う機会が良い看護を学べる機会であると感じた。

　学びの機会をいただいた永山先生はじめ、ナイチンゲール看護研究会・滋賀の皆様に感謝申し上げます。

文献

フローレンス・ナイチンゲール　小林章夫　竹内喜訳：看護覚え書 第9刷　うぶすな書院　2012

２）自分自身の看護実践と看護教育の振り返り　　　　　　　　　　岡本　杏華

　今回、初めて参加させていただき、乳がんの事例からナイチンゲールの思想についての講話を聴くことで、これまでの自分自身の看護実践や看護教育について振り返り、考える良い機会となった。

　特に印象に残った内容は「患者を病気のある人ではなく、病院で生活している人として認識すること」である。私は学生に対して、常に患者の疾患だけを見るのではなく、疾患による生活への影響を看るよう教えてきた。しかし前任校では、その考え方を否定されることがあり、自分自身の看護について自信がなくなっていた。そのため今回の「ナイチンゲール看護研究会・滋賀」に参加したことで、また自分自身の看護に自信を持つことができるようになった。学生はしばしば実習において、疾患にばかり目がいき、患者を生活者として捉えることができないことがある。生活者として捉えることができないが故に、看護計画に個別性が見出せず、学生の自分よがりな援助内容となっていることが多い。そのような計画を実践したとしても、患者から得られる反応は意味をなすものではないため、評価し計画を修正して、また実践していくということがなかなかできない。この身のない看護展開は、学生が看護に意味づけをすることができず、看護の醍醐味や魅力を感じ取れるものにはならない。そういった経験しかしていない学生が、臨床に出てから看護を天職と捉えられないのではないかと考えられた。これまで、ただ単に患者を生活者として捉えることを伝えてきたが、学生がその意味をより理解できるようにするためには、ナイチンゲールの思想を活用することが効果的であると改めて学ぶことができた。

　最後に、今回は多くの先生方のご意見も聞くことで、これまでの教育の中で、あの時のあの場面でこういった助言ができていれば、あの学生にもう少し落とし込むことができたのではないかと反省することもあった。看護においても教育においても、退院や卒業で終了ではなく、振り返りを大切にしてより良いものとしていきたい。

3）「ナイチンゲール看護研究会・滋賀」の例会を聴講して　　　　　　　内貴　千沙登

　「ナイチンゲール看護研究会・滋賀」の例会において、乳がん看護認定看護師である永山夕水氏のナイチンゲールの思想を活用された貴重な実践報告を聞くことができた。特に、乳がんの治療途中に生じた患者の憤りを、環境の三側面から捉え、物理的、精神的、および社会的環境をバランスよく整え、修復過程の促進につなげるプロセスを学ばせていた。全ての環境を捉える重要性と、生命力の消耗を最小にする看護の基本に立ち返ることができ、自身の看護を振り返る機会となった。昨年、親戚の不幸で2日ほど睡眠不足のところに、急性虫垂炎を発症し、保存的療法のため人生初の緊急入院を経験した。入院後も2日程は心窩部痛に苦しみ、眠れるようになったのは入院3日目の明け方だった。ようやく眠りについたところに、午前の検温のために訪室した看護師は、私の顔を見ないままカーテンを全開にした。前夜までの激痛と同じくらいの苛立ちを覚え、軽快したのちに抱いた感情は、これまでの自分の看護と教育に対する反省の念と、苛立ちの理由が明確に述べられないもやもやであった。

　陽光は、「健康にも回復にも欠くことができない」と教わり、臨床実践でも病床の環境を整えることを重要視してきた。ただし、陽光がその患者の生命力の消耗を最小となるために、その患者にとって適切な時に、適切な明るさを取り入れることができていただろうか。

　また、自身の状況を環境の三側面から捉えると、疼痛と不眠、点滴で容易に動くことができない身体状況に対し、慣れないベッドやトイレといった物理的環境下で、親戚の不幸とコロナ禍の面会禁止で悲嘆と不安を抱え、緊急入院で仕事と家族の役割が担えなくなった焦りを感じていた。看護師として、その疼痛は病気だけから生じているのか、動きづらく眠れない環境要因は何か、どのような悲嘆や不安であるかを、看護師の私は捉えようとしてきたか、また、捉える重要性を学生に伝えてきたのかを、見直す機会となった。

　永山氏や参加者の方からは、病気ではなく「生活者」として捉えることができる看護教育の重要性を示唆されていた。臨床においては、入院期間の短縮や、超過勤務の問題などの制度上の構造が、看護を深めることが難しい状況をもたらしている現状がある。将来看護師として臨床に立つ学生には、多忙で患者とのかかわりが少なくなっている中で、「患者の表情に現れるあらゆる変化を、患者にどんなことを感じているかを言わせたりしないで読み取れる」ように、看護の基本である観察力を身につけ、全体像を捉えられる力を育てたい。観察においては、在宅看護の現場で、30分から1時間半の訪問で、目に入るあらゆる事象のうち看護として必要なことを観察する難しさや、必要なことを観察し損ねた際の後悔などから、観察の重要性だけでなく、チームで協働し連携することを学んだ。

　これからも看護基礎教育において、学生の経験や自分への気づきを、ナイチンゲールの看護思想に立ち返りながら、学生と学びを醸成させていきたい。

4）「ナイチンゲール看護研究会・滋賀」に参加して　　　　　　　　　牧野　恵子

　今回初めて、「ナイチンゲール看護研究会・滋賀」に参加させていただきました。また、「ナイチンゲールの思想をどのように臨床に活用するか」の講演では、講師の永山夕水氏ががん末期の患者さんとのエピソードや、新人看護師教育の現状をふまえたとても興味深い内容でした。特に私が印象的だったのは、がん患者さんの夫からの電話で「外の新鮮な空気を奥さんに吸わせてあげたい」との思いの話を聞いて実施しようとしたが、梅雨の季節で呼吸状態も悪く結果として叶えられなかった。これは、ナイチンゲールが述べている「看護とは、新鮮な空気、陽光、暖かさ、清潔さ、静かさを適正に保ち、食事を適切に選択し管理すること、こういったことのすべてを、患者の生命力の消耗を最小にするように整えることを意味すべきである」ことは、病院だけではなく自宅で過ごしていても、在宅でも言えるとことであると思います。自宅だから窓が開けられるわけではありません。窓の半分を物が多く占めていることや、部屋の向きが大きく関係しているなど環境が整っていない場合もあります。

　最近、病院の立て替えなどで空調が管理されており、窓を開けることが少なくなったように感じます。私が病院で勤務していた昭和60年代は、褥瘡の患者さんに太陽の日差しを直接当てることに効果があることから、当時太陽の光とともにベッド移動をして自然の恵みが看護にも活かされていたと実感しています。この頃は、朝必ず窓を開けて換気をし、環境整備から始まることが当然でした。しかし、今はあまり見られない光景のように思います。いくら空調が完備されていても特に排泄の匂いは、なかなか消えません。昨年の実習生の1年生の一人が実習中、食事がほとんど取れない状況でした。理由を聞くと「おむつの匂いと排泄の匂いが病棟内に匂っていて、それが帰宅しても鼻について、食事が食べられない」といい、水分とバナナしか取れていない学生を思い出しました。病院は、24時間過ごしている患者さんやお見舞いに来る方に対して、敏感な人もいることも念頭に置いて今後、考えていく必要があると感じました。そのためにも安全な環境があっての窓を開ける、換気をすることは、病院全体の問題として考えていければと思います。

　在宅看護論実習でも学生に実習期間中もナイチンゲールの看護の覚書を持参し、看護の振り返りや困った時に、一緒に考えて活用できるようにしていきたいと思います。また、これから看護を担う学生にナイチンゲールの覚書も手元に置きながら看護について深めていくことを期待したいです。そして、ナイチンゲールの思想をもっと知りたいと興味関心が増してほしいと思います。そのためにも私自身も再度、看護の覚書を読み直し学びたいと思います。今回、貴重な研究会に参加できたことに感謝いたします。今後もこのような機会がありましたら是非、参加したいと思います。

5）臨床での看護実践を振り返る機会を得て

森　絵李香

　今回、ナイチンゲール研究会の例会に参加させていただき、臨床で自分が今まで行ってきた看護について振り返るきっかけをいただきました。

　私は急性期病院で12年間働いてきました。12年間働く中で、年々入院在院日数は短くなり高度な医療が求められることで、日々忙しさは増す一方でした。また患者さんは高齢化が進み、認知症の患者さんもとても多く、マンパワーが不足していることを実感する場面も少なくありませんでした。

　そんな時に新型コロナウイルスが蔓延し、今までとは比べ物にならないぐらいの忙しさと緊張感の中で働くこととなり、病院というのは元々制限の多い環境ですが、スタッフはもちろん患者さんやご家族にもとても多くの制限をお願いすることとなりました。面会はいかなる場合でも行えず、患者さんがお亡くなりなられた後でしかご家族にお会いしていただけなかったことが何度もあり、本当に心苦しかったことは今でも忘れることができません。

　換気が必要ということで、患者さんがどれだけ寒いと言われても窓を閉めることは許されず、掛け物で調整していただくことしかできませんでした。また、夜間も廊下のドアや窓は開けっぱなしで、騒音を訴えられる患者さんもいましたが、その時は「病院の決まりだからどうしようもない。こんな状況だから仕方ない」と思ってしまっていました。

　しかし、ナイチンゲールが「患者が呼吸する空気を、患者に寒い思いをさせることなく、外の空気と同じだけ清潔に保つということ」[1] と述べているように、患者さんの思いに寄り添い、換気をしながらも患者さんに不快感を与えず、治療過程を妨げることなく、安楽に過ごしてもらえるようにするにはどうすれば良いか、忙しい日々の中でも一度立ち止まり、患者さんと同じ目線に立って考えるべきだったと反省しました。

　今まで自分が行ってきた看護の方向性は間違っていなかったか、患者さんやご家族のことを第一に考えられていたか、再度ナイチンゲールの看護思想に基づいて振り返り、「看護とは何か」ということを考えたいと思います。

文献

1）フローレンス・ナイチンゲール著　小林章夫他訳：看護覚え書　うぶすな出版　東京　2015　p11

６）「ナイチンゲールの看護思想をどのように臨床に活用するか」の例会に参加して

山田　恭規子

　私が、ナイチンゲールの看護思想を初めて学んだのは、看護学生時代の『看護覚え書』を読み感想文を書くという課題の時だったと記憶している。

　今回「ナイチンゲールの看護思想をどのように臨床に活用するか」という永山さんの講演及び参加者の皆さんのディスカッションを聞き、現在までの自分はナイチンゲールの看護思想を学生時代の表面的な理解のまま過ごしてきたのではないかと思い知らされた。永山さんは、臨床の場で折に触れて自分の行った看護や教育をナイチンゲールの看護思想をもとに考察してこられた。私は看護学校を卒業し、救急・ICUに配属となり日々の業務に追われる中で、自分の看護を振り返ることはあるが、看護理論に基づいて考察することをせず過ごしてきたように思う。

　講演の中で、新人教育についての内容がとても印象に残った。「三十の関心」の中で述べられている看護師がさらされている危険性についての内容がとても興味深く、まさに現在の看護学生や看護師に当てはまりナイチンゲールが100年も前からこれらの内容に触れていたことに驚いた。

　今回の講演をきっかけに私自身の看護師人生を振り返ってみた。最初に述べた通りナイチンゲールの看護思想を深く理解しないままに臨床の現場に立っていたのだと反省する。しかし、私自身が常に心に留め意識していた事を思い出した。ICUは、病棟の特殊性からつい患者の『病気』や『治療』に目がいきがちになる。しかし、私は、看護師にとって、何度も経験する処置や場面であっても、患者や家族にとっては一生に一度の経験である事を忘れず、『一人の人』として関わるよう常に心掛けてきたのだ。ナイチンゲールがいう「病人」を看るということを改めて実感できた。また、ICUは人の死に関わる機会も多く、患者の死が当たり前に感じ、何も感じなくなった時は看護師を辞めようと思いながら働いていたことも思い出した。これは書物や講義では学べず、臨床で、多くの患者さんと関わるなかで学ばせて頂いたことだと感謝している。

　現在、看護教育の場に少しではあるが関わる機会を頂いている。今回の例会をきっかけに「看護とはなにか」を学生に伝えていけるよう、ナイチンゲールの書物を読み返してみたいと感じた。臨床や子育てを経験した今読むことで、学生時代とは違った理解が深まるのではないかと思う。そして、私が大切にしてきた『一人の人』として患者さんに関わること、書物や講義では学べない臨床で患者さんから学ばせてもらったことを少しでも学生に伝えていければと思う。

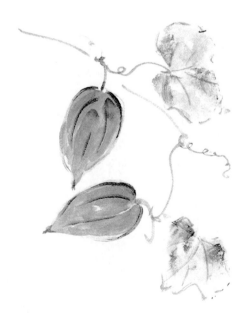

第3部

ナイチンゲール看護講演会

1．第8回「ナイチンゲール看護研究会・滋賀」講演会

テ ー マ：ナイチンゲールとの出合いと学び得たもの
講　　　師：城ケ端　初子　聖泉大学大学院教授
開催日時：2023年6月17日
会　　　場：聖泉大学
内　　　容：ナイチンゲールとの出合いと学び得たもの

はじめに

　私はこの度、看護職者として歩んだ60年間にわたる看護・看護教育の仕事を終えた。その間に私の看護職者として歩んだ道とその過程で出合ったナイチンゲール女史のこと、さらにその折々でナイチンゲールから学びを得たものについてお話したい。

1．私の看護職者として歩んだ道とナイチンゲール（1）（臨床、准看護師、看護師として）

　ナイチンゲールについての学びは、子どもの頃その伝記を読んで得た程度のもの、"すごい人""博愛の精神"「白衣の天使」が心に残り、心惹かれていた。

1）看護職者として歩んだ道（准看護師・看護師としての臨床）
（1）中学2年生の時、准看護師になることを決意した理由・いきさつ
・　私のふるさと石川県珠洲は、その頃無医村で貧しい農・漁村であった。
　　　病気になっても受診することがなく死亡するケースも発生
　　　何か役立つことはできないものか？　の思いを抱く。他者に役立つ仕事がしたい！　の思いが強くなる。
・　飲酒の習慣があり、祝事などがあれば大酒を飲む。
　　　そんな中で、主婦は仕事（農業）、家事、育児と重労働・役割を持つものの現金収入がなく経済的に苦しい状況にある。
　　　女性は経済的に自立しなければならない！　の思いを強く持っていた。
・　私は独りっ子で将来は婿養子をとって、小学校教諭か役場や農協の事務員として仕事をしながら、家庭を守ることが期待されていた。
　　　→事務職員としての喜びは？　他者に役立つことができるのか？　できるとしたらどんなことができる？
　　　教諭になるには、高校を卒業して金沢の大学で4年間学び、計7年先のことではないか？

　　自立には最適ではあるが 7 年間も待てない。

　　先輩から聞いていた准看護師になると決意。

（2）准看護師学校での学びと臨床

　15才で京都の歴史ある准看護学校で学ぶ。この学校はもともと助産師学校（産婆）で始まり、看護学校に変わり、さらに准看護師学校に変わり、私はその 4 期生であった。この学校は、全日制で生徒は全員寮生活、授業料や食費、住居費など全て無料で毎月病院から奨学金をいただいていた。卒業後は、その病院で准看護師として就職。総師長は産婆科の大先輩、病棟師長や主任は、看護学科の卒業生、あと病棟の勤務表をみれば、看護師 1 ～ 2 名（卒業生ではない）、その下には、准看護科の先輩達がズラリと並ぶ形で、卒業した時は、私はその最下位に名前があげられていた。こうした先輩が多い中で、やさしさと厳しい指導を受けつつ育てられた。

　卒業が近づいた頃、教務主任から「准看護師でも高校だけは出ておいたほうが良い」の助言から仕事をしながら高等学校（夜間部）に、さらに大学法学部（2 部）に進んだ。

　私は卒業後配属された老人病棟で、寝たきりの老人とのかかわり合いに喜びをやりがいのある仕事に精出していた。そんな中で問題が発生した（事例の紹介）

・　患者の反応→看護師の行動→看護師長に相談（ショックな看護師長の言葉）→看護職の仕事ってその程度のものなのか？　と疑問をもつ→他に他者に役立ち、自立できる仕事はないのか弁護士が頭に残り大学（法学部）に入学。

　　大学では、病気、大学紛争などがあり、私の進むべき道は看護しかないと卒業を待たずに看護学校（全日制、進学コース、2 年間）に進学。

（3）臨床を離れて看護教育の世界へ

　看護学校を卒業し、内科・外科混合病棟に復帰した私は、看護師の一人として他校からの学生の実習指導や院内教育委員会の委員としての役割を担っていた。また、病棟の勤務表は、これまでは准看護師で最下位に名前があがっていたものの、看護師資格を得たので、病棟師長、主任、看護師（1 名）のその下に私の名前があがっていた。これが先輩達を傷つけたらしいと思えることが次々あった。例えば、ナースステーションで誰かが分からないことがあると同僚と話合い、それでも分からない時は、私に聞こえよがしに「看護師様に伺ってみましょうか？」と嫌味を話すなど。最終的にはICU新設計画があがり、その責任者を私にとの話がもちあがった。私は、ICUでの仕事よりも病棟での仕事をしたいからとの理由で何度も辞退を総師長に申し出ていたのであったが、院長や外科部長の推薦だから引き受けてほしいとのことで話は進まず、大きな悩みとなっていた。そんな時に母校の看護学校から専任教員として来て欲しいとの話が届いた。もう少し臨床を重ねてから教育の仕事に携わりたいと断り続けたものの、教授主任の言葉に賛同し、大好きだった臨床を離れる

決意をした。

教務主任の言葉とは「今、あなたが病棟で一生懸命看護してもせいぜい10人くらいの方のお世話しかできない。それよりも看護学校で学生達の教育に携わり教えることで40人の学生が臨床で看護をすると40人が各々10人の看護をしたとしても400人の患者さんによい看護ができることになる。いっしょに良い看護の出来る学生の教育をしないか？」ということであった。

いよいよ病院を離れる時、理事長に挨拶に出かけた。理事長は准看の学生時代に「外科学」を教えて頂き、実習でも実習環境整備にも力をかけて下さり、毎年の同窓会は必ず出席されるなど、看護に力を入れて下さる方であった。私の挨拶を聞いて「あなたも出ていくのか・将来、総婦長にと思っていたのに残念だ」と涙ぐんで言われた。私は13年間過ごしたなつかしい病院を後にした。

（4）ナイチンゲールとの出合い

・　准看護学校でのナイチンゲールは「ナイチンゲール誓詞」にあるように看護の精神性を強調するものであった。「看護倫理」の担当は総婦長で実際例をふまえながらナイチンゲール精神について力説され、これに毎日の朝礼の「ナイチンゲール誓詞」の斉唱が加わり、生徒たちの間には看護のためには自己犠牲（自分を捧げて他のために尽くす）となり人命を救うといった考えが広まった。

・　准看護師としての臨床は、自ら選択した老人病棟に配属され、老人病棟にこそ看護があると老人達とのかかわり方につとめた。しかし、ナイチンゲールの看護思想とは出合うこともなかった

・　看護学校に入学、（全日制の2年課程）

　　ナイチンゲールに関する学びは「看護学概論」の授業の初め頃でナイチンゲール看護思想について浅く広く知識として知る程度のものであった。

　　その後夏休みの課題で、「看護覚え書」を読んで学んだことをレポートするというものがあって、それだけでナイチンゲールに関する学習は終わった。私はこの課題で夏休みは「看護覚え書」との格闘で終わってしまったことを覚えている。

　　また、講師の「小児看護の原則は、安静、保温、栄養、感染予防」でナイチンゲールも「「看護覚え書」の中で安静が大事だと強調しているよネ」との話があり、私は「看護覚え書」の中には、ナイチンゲールは一度も安静が必要であると言っていない！」と学生達が話し合ったことがある。この頃は、看護理論では、ヘンダーソンのニード論が使われており、講義も実習もヘンダーソンの理論が中心で、ナイチンゲールの理論はあまり活用されていなかった。こうして、看護を学び始めた15才から臨床での仕事を離れた28才迄の13年間は、ナイチンゲールを求めながらも自己学習で学べる程度の段階で過ぎていった。残念なことである。

2．私の看護教員として歩んだとナイチンゲール（2）（看護専門学校、短大、大学、大学院で）

1）私の歩んだ道

　私は看護教育を担当して50年が過ぎた。その間私が歩んだ道は次のようであった。母校の看護専門学校で専任教員（後に教務主任に）としてスタートして以来、看護短期大学を経て大学看護学部に、さらに大学院看護学研究科（修士・博士課程）の教育に関わってきた。それは、日本の看護教育の進んできた道と重なるものである。それだけに手本とするには学校が少ないだけに参考にさせて頂くことも少なく、問題や課題に1つ1つ対応しながら実践していく形での進め方であった。このような自分で進めながら実践に移すという方法からも多くの学びを得た。

　28才で母校の専任教員となった。とはいえ専任教員講習会などは未受講で、初めての学校での仕事であった。教育については大学時代「社会科」の教員免許を得るために、教員養成講座を受講し、高校に教育実習に行った経験があるのみである。心にあったのは「よい看護が実践できる看護師の育成のために頑張りたい」ということだけであった。しかも学生達は、私の後輩である。緊張しながらのスタートであった。

　入職後3ヶ月で学生に発生した問題に対応するが、教員としての自分の附甲斐無さに退職を考える。しかし、先輩として3ヶ月で退職すると言えるか？　と自己嫌悪に陥る。悩み考えた末、日本看護協会看護研修学校（教員養成課程）に入学を決意する。

2）看護研修学校（教員養成課程）で学ぶ

　日頃から小林冨美栄校長は、看護研修学校は大学院レベルの教育を行なうところであると話しておられ、講師も超一流の人に来て頂く、あなた方もここで学んだことを持ち帰り、各地で教育のレベルアップを図る中心になって下さいと言うのであった。

　教育理念は次のようである。これを読んで当時の私は、自分が生まれ変わることを示していると思ったものである。

「学問は自らするものである。ものの考え方、学び方の本質にめざめた時、学ぶことの喜びを知り、思考をより深めることが可能になる。今までよりどころとしてきた価値観、あるべき姿を枠組みにした固定観念からいったん解放されて自由になること。現実の姿を直視する勇気と率直さをもって、看護の本質を問い直し、追究するとともに、教師、学校などとの人間的ふれあいを重んじ、卒業後は看護の教育を管理・研究の領域において貢献できる人材の育成をめざす」

3）求めていたナイチンゲールの看護思想との出合い→看護研修学校で薄井坦子先生との感動の出会い

　校長の言われるように講師（看護系）でも小林冨美栄先生はじめ薄井坦子先生、見藤隆子先生、林滋子先生など当時の看護界の第一線で活躍されている先生方であった。また、一般科目でも超一

流の先生方が揃っていた。これまで「看護とは何か」などに関して話合う機会が少なかったが、この学校では心ゆくまで話し合えた。研修学校に来て初めて看護職の先生方と議論をしあうことで、はじめて本物の看護職者と出会えたことを実感し大きな学びと力になっていった。

4）ナイチンゲールの看護思想に出合って

　ナイチンゲールは、「環境」と人間の健康状態に着目して。看護論と看護の取り組みを展開した。看護のなすべきことは「自然が患者に働きかけやすいように最も良い状態に置くことである」と述べている。では「最も良い状態」とは、いかなるものか。それは患者のもてる生命力を最大限に発揮できるように呼吸する空気、水、日光、食物、身体清潔や住居の衛生などを整えることであるという。

　まず、看護の目的論として、看護とは何かを明言していることへの驚きがあった。

　すなわち看護とは、「看護といえばこれまでは、薬を与えたり、湿布を施したりという程度の意味しか持ちませんでした。しかし看護とは、新鮮な空気や陽光、温かさや清潔さや静かさを適正に保ち、食事を適切に選び管理する―すなわち、患者にとっての生命力の消耗が最小になるようにして、これらすべてを適切に行なうことである、という意味を持つべきなのです」[1]である。

　これは、自然の修復過程が順調に進むように病人の生活のあり方をよい状態に置くことで、病人の生命力の消耗を最小にできるように働きかけをしていくことであることを示している。修復過程にある人間に焦点を当てている点で医学とは別の分野であることがわかる。

　次に「病気とは修復過程である」という指摘にも驚かされる。

「およそ病気というものは、その経過のここかしこで程度の差こそあれ、修復の作用過程なのであり、必ずしも苦痛が伴うとは限らないのです。つまり、何週間も、何か月も、時には何年も前から気づかれずに起こっていた、毒され衰弱する過程を改善しようとする自然の業であり、したがって〔神が定めた本来は治るものである〕病気の終結は、それに先行して刻々と進行していた病気とその修復作用〔に関わる看護の過程〕の中で決まってくるのです」[2]

　結果として現れた病気ではなく、そこに至るまでの病気を過程（process）としてとらえている見事さである。その人の生活のありように着目し、健康的な生活を考え実践することが望ましいということになる。さらに、人間の捉え方も、一般的には精神的・身体的・社会的側面を合わせもったのが人間であると捉えられてきた。しかし、この考え方では、ボヤけてしまう。薄井先生の理論では、人間を「生物体」と「生活体」で捉えることの利点を述べられ、人間を全体として捉えることの発想も理解できるものであった。さらに環境のとらえ方も、その人をめぐる全てのものが環境であり、環境と人間のつながりの大きさなどをダイナミックに捉えることにつながった。

　これまでの臨床でも教育の場でも、看護について語り合いたいと思っても、取り合ってもらえないことが多く、看護を語り合える機会は皆無であった。しかし、研修学校では何か質問をすると講

師はすかさず「あなたの言ったそれは何なの？」などと聞いてきて、自分の考えを一生懸命に話して議論することにつながっていった。そんな時、こんな体験を望みながら持てずにきた私にとっても何とも言えない喜びがこみあげるのであった。看護研修学校で看護・看護教育界をリードする先生たちと出会え、多くのことを学ぶことができ、卒業が近づいた頃には希望に溢れていた。東京に来るまでの頭の中のもやもやもスッキリ晴れて、かつての師長の言葉を思い出していた。看護とは白衣を着て、免許を持つものがすることは全て看護なのではなく、「看護とは何か？」に支えられて実践できることが必要であると確信できていた。そして、私自身の「看護とは何か？」を見つけて卒業したのである。その看護とは「あらゆる健康レベルにあるすべての人の、健康レベルの好転をめざして働きかける具体的な援助活動である」である。つまり、看護とは何かの目的をもち、病人だけではなく、どんな健康状態にあろうともすべての人を対象として、その人に合った方法で働きかける具体的な援助活動なのであると考えたのであった。

5）研修学校卒業後は、看護専門学校に復帰

　研修学校を終えてもとの看護教育の場に戻った私は、以前よりも多忙な毎日を送ることになった。しかし、復帰して不思議なことに1年前まで見えなかったものが見えるようになったり、解決方法に悩んだことが明白な形で解決できるような感覚を味わっていた。また、学生の実習の悩みの相談を受けても「看護とは」に焦点を当てて指導できるようになっていた。こんな時、看護研修学校の教育理念を思い出すことがよくあった。これまで培ってきた価値観、あるべき姿を枠組みにした固定観念からいったん解放され自由になり現実の姿を直視する勇気と率直さをもって、看護の本質を問い直し追究する…。自分の価値観や固定観念に気づかず、それにこだわる限り新しい世界は拓かれないことを実感する日々となった。

　卒業後、教務主任から「看護学概論」の授業を担当してほしいとの話があり、勇気をもって引き受けた。後に教務主任が他の大学に移られることになり、私が後任として教務主任の役割を受け、学校運営に携わることになったのである。専門学校での仕事は大きな問題もなく平穏に過ぎていったが、ある日「こんな良い状態でこのまま仕事を続けてよいのか？」との疑問が湧き、専任教員としての武者修行に出る決心をしたのであった。

6）短期大学看護科で働く

　武者修行に出た私は、まず3校の短期大学で仕事をした。

　1校はキリスト系、他の2校は県立短期大学であった。その中で、福井県立短大看護部での体験をあげたい。

（1）福井県立短期大学の教育

　私は1978年（昭和53）年4月1日福井県立短大に講師として着任した。

短大は当時開設して3年でまだ卒業生は出していなかったが、「看護技術」の担当教員が転出されて空席になっていた所に私が招かれたものであった。私の担当科目は「看護技術論」と「基礎看護学実習」である。この科目は、若い助手の先生2人と共に担当した。

　教育の分野の体制は「基礎看護学」の分野で「看護学概論」は教授が担当で、私達はその学びを基にして具体的な「看護技術（方法論）」を教え、学生（1年生）はこれらの科目で1年間の学んだものを基礎として、最終的には「基礎看護学実習」で、初めての臨床実習に取り組む形式である。また、この基礎看護学や実習の学びは2年次以降の各論の講義と実習に引き継がれていくのである。私はこの短大ですばらしいと思ったことがあった。

① 看護学科で展開される教育は、ナイチンゲールの看護思想をもとに展開されている薄井坦子先生の「科学的看護論」に則って行われているということである。看護教員はこの理論を活用して、1年次の「基礎看護学」から2-3年次の各論の講義と実習も経験していけることは、皆同じ方向を向いて一貫した看護教育ができることを意味し、学ぶ学生達も同じ看護の捉え方で一段階ずつ学びを積み重ねていくことが可能になると思えるからである。

② 看護教員のほとんどが薄井坦子先生の教育をどこかで受けた人達で、看護に関する意見や議論もでき強調しあえる雰囲気を持っていたことである。ここには看護研修学校の先輩や同僚が何人もいて心強い思いもあった。そのようなことから、就職1年目の私もこの短大にすぐ溶け込むことができ、教員としても喜びを感じることができたのである。

　学生達は純朴で素直、一生懸命に学習に取り組むのも好感がもてた。良い学生達と理解し合える教員達に囲まれて、この短大で仕事ができることをうれしく思っていたものである。そして、ずっと前から薄井先生の「科学的看護論」をもとに看護展開を望んでいたものの恵まれず、ようやくその機会を得たことがうれしく、わくわくしながらの出発であった。また、良き学生に恵まれ、良き仲間の先生方に恵まれ、一貫した看護教育を続けることができてここで初めて看護理論を用いての看護教育ができたことは、看護教育を担当していく自信のようなものが湧いて励みになったのであった。この短大での体験があってこの先、大学・大学院への教育へと前進することができたと思い、今でもこの短大で出会えた方々に感謝している私なのである。

・　学生達とのかかわりからの学び

　私が福井県立短大に入職して初めて担任した学生達は、とても素朴で礼儀正しく遠慮がちである印象をもった。看護学科に入学した彼等は「看護学概論」を学び、同時に私達の担当する「看護技術」を学び「基礎看護学実習」で、初めて臨床に出て、受持患者をもって看護過程を展開する。学生達は、初めての実習で不安でどのように患者と接して良いのか戸惑いながら、着実に看護を学んでいく。私達は学生と共に臨床に出て、学生達が、看護する学びを知るようにと気配りしながらかかわっていく。この実習で、初歩的な段階ではあるものの看護とは何かを体得していくのである。そして、やがて、「母性看護学」「小児看護学」「成人看護学「地域看護学」等々、各論の学びを終

えて臨床実習に取り組んでいった。学生達は、患者の個別性に合わせた看護の難しさを学びつつも、確実に看護師として成長していった。入学時の彼等とは比較にならない程の成長ぶりに胸が熱くなることも多かった。

　入学以来、学びを終えて３年後、48名の学生は巣立っていった。ここで私は「教えること」は「学ぶことである」ことを実感した。私は看護の先輩として彼らに看護とは何か、どうすることで看護になるのかと、担当科目や科目外のところでのかかわりあいを通して教えている。しかし、逆に私は彼らとのかかわりあいから多くを学んでいるのである。学生達の姿は私達の姿を映す鏡であると思うことが多かった。このような意味で学生達は私の師でもあるのである。（事例を提示）

- ・　ICN４年毎大会（ロスアンゼルス）に参加
- ・　初めて英書翻訳書２冊　医学書院より出版
- ・　看護研修学校創立20周年記念シンポジウムに出席・発表

（２）滋賀県立短期大学では、初めて「看護学概論Ⅲ、（看護理論）」を担当することになった

- ・　ナイチンゲールの看護思想を求め続ける

　ナイチンゲールの看護思想を求め続けてきた私は、「三大覚え書」といわれる「看護覚え書」、「病院覚え書」および「救貧覚え書」を読み込み、その理論や考え方が具体的には、どのようなことであるのかを考え、さらに一歩すすめて臨床にどのように活用できるかといった一連の学びを自己学習してきた。

　「看護覚え書」は、看護学生の頃、初めて手にして以来、さまざまな場で繰り返しての学習を自ら続けてきた。この書は必要にあわせて何度も何度も繰り返し読み深め、ナイチンゲールは、つまりこのようなことを述べているのだと納得していったものの、再度同じ部分を読んでみると、さらにまた違った見方や考え方が湧いてきて、前回には分からなかったことが新しく発見でき、喜びに包まれるといった体験をしてきた。それはまるで、汲めども尽きない豊かな泉のようであった。「看護覚え書」で、ようやく看護とは何であるかの基本的なことを学べたと思えるようになり、今後も「看護覚え書」を中心に置きつつも次の段階に進めることにした。そして、いよいよ次の覚え書、つまり「病院覚え書」を紐解くことにしたのであった。はやる思いで「病院覚え書」の項をめくった。そしてその１項目目のことばに立ち止まってしまった。そこには次のように書かれていたからである。「病院が備えているべき第一の必要条件は、病院が病人に害を与えないことである」[3]

　一般的に病院は病気を治療し回復させるところで、清潔で機能的で入院患者にとっては快適な環境条件が整ったところであると思われている。こうした視点からみると病院が患者に害を与えないことはまず大切な条件であるというナイチンゲールの言葉は、奇妙に思われるかもしれない。ナイチンゲール自身も奇妙に思えるかもしれないけれども、どうしても最初に言っておかねばならないと述べている。というのも、ナイチンゲールによるとこの時代は、人が過密な都市の病院の死亡率

は、病院以外で治療を受けている同種の病気の死亡率よりもはるかに高かった事実から、病院の構造や入院患者の入院期間や死亡率に及ぼす影響を調べてみると、多くのことが判明したと病人にとっての病院環境を看護の視点から述べている。私は「病院は病人に害を与えない」という言葉を知った時、まず驚き、そして当時の病院における院内感染や医療事故のことが頭をめぐったものであったが、そんなレベルのことではなく、もっと大きく病院環境そのものを考えなければならないことを知ったのであった。

　そして、ナイチンゲールは、そもそも病院は病人の健康回復の目的のために存在するものであって、看護師のためにあるものではなく、ましてや病院のために患者が存在するのでもないと述べているのである。そして、健康的な病院の備えるべき条件を4点あげている。

　①新鮮な空気、②光、③充分な空間、④病人と個々の建物、パビリオンに分けて収容（過密をさける）これらの条件は、病人の健康回復には欠かせないものであると述べているのである。このようなナイチンゲールの述べる言葉や状況から私は、病院とは何か？どうあるべきかを考え、あくまでも病院設計や病院構造といった病院全体が、健康を取り戻すための良い環境作りができなければ、よい病院にはなり難いということを、自分の体験をも加えて検討する中で体得することができたのであった。

　こうした1つ1つを自分の体験とあわせて考え「病院覚え書」の学びを深めていった。さらに、滋賀県立短大で初めて「看護概論Ⅲ（看護理論）」を担当し、この中で教えたナイチンゲールの看護理論は、理論の学習だけではなく、実践につなげるためにどうすれば良いかを考えさせる努力を重ねていった「教えることは学ぶことである」を身をもって知ることにつながった。今や私にとってナイチンゲールの看護理論は、私の生活全般にもつながって染み込んで、なくてはならないものになっていった。

- 　海外研究員として米国で6ヶ月間研究・研修
- 　米国の大学院（修士課程）看護管理学専攻に留学
- 　米国の大学院における「看護理論」の授業を受ける

（3）キリスト教を基盤とした短期大学での教育（聖隷学園浜松衛生短大）

- 　看護とは？　の説明に驚く
- 　マザーテレサの講演を聞く。

7）大学看護学部で働く

　大学では国際医療福祉大学、岐阜大学医学部看護学科および大阪市立大学医学部看護学科（旧）の3大学で就業した。

（1）国際医療福祉大学

　保健学部は、看護学科、理学療法学科、就業療法学科、視聴覚障害学科および放射線・情報科学科の5学科編成、と福祉学部が設置されていた。2年後には、医療福祉学部として医療経営管理学科、医療福祉学科が増設された。

　大学の基本理念は、①人間中心の大学、②社会に開かれた大学、③国際性を目指した大学である。この大学では、仕事のために米国の留学より帰った直後の赴任で、大学に関する知識がないままに、大急ぎで大田原（栃木）に向かった。因みに看護学科の学生は（定員100名）初年度の入学者129名で、全国各地から集まった精鋭達である。看護学科長は荒井蝶子先生、看護学概論も荒井先生、私の担当科目は「基礎看護技術論」と「看護基礎実習」である。ところが技術論で129名の学生を指導するのは私と助手1名であるという?!　驚きと同時に直ちに助手1名を入れて頂く交渉をする。開設時は、実習室の整備や実習病院との交渉など、何もかも自分達で行ない奮闘の日々であった。

・　新設大学1期生にナイチンゲールの看護思想を学ぶ種まきをする。

　入学後6ヶ月で「基礎看護技術論」の授業の中で学生に呼びかける。「入学後半年たって何かやりたいことはないの？　サークルとかボランティアも含めてやってみたいことはないの？」

①数日後、ナイチンゲールの看護について勉強したい。

　（Aグループ、ナイチンゲール文献抄読会）

②免許所持者グループナイチンゲール文献抄読をしたい。

　（Bグループ、ナイチンゲール文献抄読会）

　A・Bグループは別々に月3回程度の研究会をもつことにして学習会がスタートする。資料は「看護覚え書」後にBグループによる「第1回ナイチンゲール特別講演会を開く（第一回の特別講演とBグループ学生の発表会）

・　後にA・Bグループは合併して学習会を継続
　　「ナイチンゲール看護研究会・栃木」となる。
・　抄読会を進めていく内に、ナイチンゲールの活動の場に行ってみたい（「看護覚え書」に登場するモンブランの山の意味が分からない？）要望があり「ナイチンゲールゆかりの地」を訪ねる研修旅行を実施（セント・トーマス病院、モンブラン観光他）11名参加

　現地の研修でわかったこと
　イギリスの自然環境
　病院環境、構造について（特にナイチンゲール病棟）
　モンブランの山の意味
　ウォーターローでナイチンゲール像と対面

ナイチンゲール博物館

人間・社会（環境）、看護、教育の理解

「看護覚え書」に関する内容を現地の研修でさらに学びを深めることにつながった。

・　「看護理論」の非常勤講師として他校で講義する。

「看護理論」の授業に関する教員側の考え方が異なる。

この授業で何を期待するのか？（事例）

※国際医療福祉大学では「ナイチンゲール看護研究会・栃木」として学生、教員、地域の看護部の
　方々と月4回の研修会と年1回の講演会を開催した。

研修内容は「看護覚え書」を教材として用いて内容の学習と討論を設けナイチンゲールの看護思
想を学び続けた。途中参加者の要望からナイチンゲールゆかりの地を訪ねる研修旅行も極めて大
きな学習の機会となった。

・　やさしい看護理論、メディカ出版、2000出版、

・　佛教大学大学院（修士課程）教育学研究科生涯学習専攻に入学

（2）岐阜大学医学部看護学科で働く

　岐阜大学は、総合大学であったが、看護学部はなく、医療技術短期大学が存在するのみであった。
そこで大学では、この短大を医学部看護学科に編成し、その上に大学院（修士・博士課程）を設置
する計画を立てたのであった。その任が私の所に届いたということである。私はまず、岐阜大学医
学部医学科の教授として赴任し、同時に短大部の「基礎看護学」の一部の授業と医学部看護学科設
置準備委員長としてその役割を果たすことになった。多忙ではあったがその中での学びは大きなも
のがあり看護学科開設に向けて大きな力となった。

　医学部に看護学科を設置することに抵抗のあった私ではあったが、岐阜大学医学部の仕事を引き
受けるきっかけになったのは次の点があったからである。

・　医学部と看護学科の両学生が「医学概論」「看護学概論」などの講義や初期体験実習などの実
　習を一緒に受ける機会を持つ。

・　月・火・水の一般教育は、全学部を通じて自由選択、これらの点は画期的な教育タイプである
　と思えた。

・　医学科と看護学科の学生が共に医学や看護学概論を学び共に基礎の実習に出ること、実際に実
　施してみて、はじめて両学科の学生達の認識が重なりあい理解が深まることを実感した。実習
　についても目標であるこの授業の中で、ナイチンゲールの看護思想が大きな場を占めた。両学
　科の学生達は、初めて健康（病気）とは何か？　環境（社会）とは何か？　人間とは何か？
　看護とは何か？　看護と医学はどのように異なるのか？等々を学び、大きな刺激を受けるので
　あった（事例紹介）

　医学科、看護学科に入学して1年目にはじめてナイチンゲールの看護思想と直面させてから、それぞれ異なる働きかけをして、回復を目指すことを考えさせ、討論させて、答えを導いていかせることは、教える側にも大きな学びと喜びがあったのも事実である。このようなことを通して、ナイチンゲールの看護思想はさらに私中に組み込んでいった。

・　岐阜大学医学部公衆衛生学講座の研究生となる。

・　看護学科長としての夢

・　病に倒れる→定年退職（絵本「青ガエルピョン太の一人旅」出版）

・　「ナイチンゲール看護研究会・岐阜」の立ちあげ

　第1回看護講演会を開催、テーマは「いま、ナイチンゲールに学ぶもの」講師は私、多くの参加者（120名）があり、岐阜新聞に大きく取り上げられた。看護者が今求めているものが、ナイチンゲールの看護思想にあることもうかがわれた。

・　ミニ学会の立ちあげと活動

　研究会の活動がもりあがり、理論を実際に臨床に生かせるための方法について再検討したい考えが会員よりあがり、第1回「看護理論・研究・実践学会学術集会」を岐阜で開催した。

　これからは理論を実践に生かすことを中心にすすめることを誓いあう集会となった。

（3）大阪市立大学で働く

　大阪市立大学医学部看護学科に就職し、「基礎看護学概論」「看護人原論」「卒業研究」および「人権擁護と看護」を担当した。

　この大学では、大病の後の療養中のことでもあり、研究会活動の形での学習はせずに改めてナイチンゲールの看護思想を見つめ直すこととした。ただ、5月12日のナイチンゲールの誕生日には、ナイチンゲールの看護思想に関する話をすることにした。この日教師は白衣姿で登場し、教卓には石膏のナイチンゲール像を置き教室には、ナイチンゲールのポスターを貼り、ナイチンゲールの生誕を祝う雰囲気を作り出した。

　この講義は、学生のナイチンゲールに関する意識を高め近い将来に看護師になることの気持ちを固める機会になったとの感想を得ている。

（4）大学院看護学研究科（修士・博士課程）で働く

① 　大阪市立大学大学院看護学研究科

・　大阪市立大学では短大を医学部看護学科に転換した後、大学院修士課程と博士課程の新設を実施し、その新設作業に参加、認可後は教育を担当した。大学院設置審議会の教員組織審査で「生活看護学」の所属で関係する授業科目を担当し、他には「看護理論」を担当した。

・　大学院看護学研究科博士課程では、「生活看護支援システム特論」他の担当で、看護理論関

係では「組織看護理論」の担当であった。この大学院では、ナイチンゲールの看護思想は、自己学習の範囲でとどまっている
・　和歌山県立医大看護学研究科（修士課程）で「看護理論」を教える。
・　講演会の実施

②　東京有明医療大学大学院看護学研究科で働く
　この大学では「基礎看護学」に所属し、一連の科目と「看護理論」を担当、この大学院では「看護理論」の授業の中でのナイチンゲール看護思想を学び合う程度のものになった。

③　聖泉大学大学院看護学研究科で学ぶ
　就職時には初代学長に開学後、「ナイチンゲール看護研究会・滋賀」を立ちあげ、看護学を学ぶ人達に改めてナイチンゲールの看護思想を学び合う機会を作りたい旨の約束があったのである。初代学長は快諾され、私は大きな希望をもって聖泉での一歩を踏み出した。8年前・2015年に聖泉大学大学院に赴任した。この研究会の前に就職した5月に大学主催の記念講演会に講演させて頂く幸せにも浴した。
　テーマは「今、ナイチンゲールから学ぶもの」であった。
　この研究会には本学の学生、教員をはじめ、地域の病院に就業する看護師、在宅医療を担当する看護職の方、高校生と多彩な顔ぶれである。本大学での研究会は月1回の例会と年1回の講演会を設定していた。使用している文献は「看護覚え書」「病院覚え書」「救貧覚え書」「病人の看護と健康を守る看護」などの文献であった。この研修会のめざすところは、理論の学習だけではなく実践に生かすことにポイントをおいている。
　はじめの数年は「看護覚え書」を教材としての研修となり、これでナイチンゲールの看護思想を把握した。次に「病院覚え書」を教材として病院とはどのような所かを患者の立場に立って議論しあい、さらにここ4・5年は「救貧覚え書」を教材に看護と福祉のつながりについて学びあってきた。特にこの2−3年はコロナの問題があり、ナイチンゲールの環境のとらえ方、病院のあり方など生きた学習ができていた。
　さらにこの1年は「看護実践に生きているナイチンゲールの看護思想を見直してみよう！」をテーマに看護実践の場で活躍している大学院修了生達に講師になって頂き、例会や講演会を実施でき好評を経ている。これはまさに理論を実践に生かすことそのものであり、これからもこうした働きを続けていきたいと考えている。

　※ナイチンゲールから学び得たもの→今日の話を整理してみましょう！
　※まとめ

　ナイチンゲールを求めながらも、なかなか出合えず、他職への変更までも考えた末、再度看護を目指し臨床を経て看護教員となった。さまざまな出来事に出合い迷いながら看護研修学校に入り薄井坦子先生の導きで、ナイチンゲールの看護思想を実際の展開まで学び、その後短大で実践できたよろこび。看護教員としてやっていける自信がついた私。それからの50年は、ナイチンゲールの看護思想に力づけられて今日までやってこられた。ナイチンゲールと薄井先生に感謝するばかりである。

文献

1）フローレンス・ナイチンゲール著　小林章夫他訳：看護覚え書　うぶすな出版　東京　2015　p5

2）前掲書1）p3

3）フローレンス・ナイチンゲール　薄井坦子訳：ナイチンゲール著作集　第2巻　病院覚え書　現代社　1974　p293

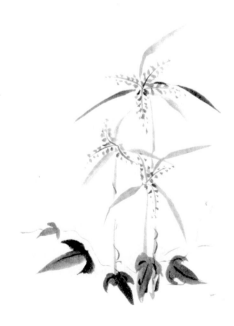

2．講演会からの学び

1）ロールモデルとしての城ケ端先生

桶河　華代

　ナイチンゲール生誕200年に合わせて、城ケ端先生は、看護職者としてナイチンゲールの看護思想に対する思いを60年間の看護師・看護教員として振りかえって書籍にまとめています。その膨大な量の記憶力に脱帽です。コロナ禍でなければ、退職記念講演会を開催し、食事会も設定させていただきたかったのですが、実現できずに申し訳ありませんでした。新型コロナウイルスの感染症の取り扱いが5類となり、8回目の看護講演会は、「ナイチンゲールとの出合いと学び得たもの」というテーマで対面で行うことができました。諸先輩方や学生さんが遠方からも聖泉大学にお越しいただき、ありがとうございました。これが城ケ端先生の最後の講演になったのかと思うと胸が痛みます。

　さて、城ケ端先生の看護講演を思い出すと先生は、1人の女性として、看護者として、看護教育者として、多くの方のロールモデルだったと思います。ロールモデルとは、考え方や行動の模倣の対象となる人物のことです。ロールには「役割・役目」、モデルには「見本」という意味があります。ロールモデルになれる人は、一般的な行動や考え方から逸脱しておらず、とある分野において優れたスキルや知識を持つ人物です。ロールモデルになるためには、自身の立場を理解して求められる結果を出すために努力できなければなりません。

　城ケ端先生は、看護教員の時に学生から言われた2つのことを考えて行動しています。1つは、「……でも、看護教員になったら、一生結婚は無理なんでしょう」[1] といわれ、当時、15人いる教員のうち、2人しか結婚していなかったことが現実でした。「これまで仕事と勉強と研究で夢中で走ってきたけれど、ふと気づいたら知らない間に学生達にこうしてプレッシャーをかけているのだと気づかされた瞬間であった」[2] と学生達の夢を打ち砕いているのではと思われています。現在の学生であれば、このような考えにならないかもしれない。その後、先生は故郷で結婚をされています。聖泉大学へは、石川県から夫婦で車で来られていました。

　2つ目は、「看護の先生は、どうして誰も博士号をもっておられないのですか」[3] ということでした。当時は看護大学が少なく、また看護学の修士課程、博士課程はほとんどない現状でありました。学位がないという現状を先生は真摯に受け止め、学生に対して、しばらく待っていて必ず博士号をとるからと心の中で誓っています。わたしならきっと聞き流していた内容だったと思います。しかし、先生はどちらも達成されています。

　そして、何よりも凄いと思われるのは、病気をして入院を何度もした経験しながら、強く生きる姿をみせてくれたことです。抗がん剤治療による副作用で脳症をきたし、入院加療受けたあと、その体験をもとに絵本の出版をされています。「青ガエル　ピョン太の一人旅」[4] という絵本で、挿

絵の丸山鏡子氏と共同で作成しています。この看護講演会の時に偶然に1冊お持ちだったことで、いただく機会がありました。今では、宝物として大切にしていきたいと思っています。多彩である先生は、いろいろなことにチャレンジをされてきたと思います。このような生き方を示して下さり、わたしたちに元気と勇気を与えてくださいました。本日の講演で城ケ端先生の人生そのものを含めて、ナイチンゲールの看護思想を繰り返し学習していきたいと思います。本当にありがとうございました。

文献

1）城ケ端初子：フローレンス・ナイチンゲール生誕200年　ナイチンゲールの看護思想を求めて－看護職者としての60年間を振り返る－　ナイチンゲールの看護思想を学ぶ会　サンライズ出版　2022　p92

2）前掲書1）

3）前掲書1）

4）城ケ端初子/文　丸山鏡子/絵：青ガエル　ピョン太の一人旅　こだま印刷所　2008

2）F．ナイチンゲールと城ケ端初子先生からの学び　　　　　　　髙島　留美

　城ケ端先生は、2022年に、それまで看護師・看護教員として歩まれた振り返りとして、「フローレンス・ナイチンゲール生誕200年 ナイチンゲールの看護思想を求めて―看護職者として歩んだ60年を振り返る―」[1]を出版された。その書籍を拝読した私は、ぜひとも多くの皆さんにお話しをお聞かせ願いたいことを伝え、オンライン上ではあったが2023年3月に特別記念講演会を開催した。その内容は、先生が看護師や教員となられる経緯などを語っていただいたのだが、2時間の講演では物足りなさを感じ、さらにこの「ナイチンゲール看護研究会・滋賀」での講演会での講師をお願いし実現する運びとなった。城ケ端先生ファンの私は、いつも先生のお話を聞いているだけでワクワクとしているのだが、これまでの60年間を振り返る講演会のお話からは、先生ご自身の生きてきた道やそこから生まれた考えをじっくりと感じ取り、私自身の看護職としての将来を考える機会となった。

　看護師になった理由はそれぞれにある。ナイチンゲールは、病人、とくに貧しい人たちのために看護師となることを天命として受けていた。城ケ端先生は、無医村で育ったことや人の役にたつこと、自立を目指して看護の道を選ばれた。私はといえば、ナイチンゲールほど病人の看護への関心もなく、城ケ端先生のように人の役に立ちたいと思ったこともなかった。その理由は、私は幼少期に、患った病気のため中学生頃までは病院に通うことが多く、長生きもできないと聞かされていた

せいかもしれない。毎回、つらい検査も、私の体力ではハードな体育の授業も、看護師さんや女性教師に優しく励まされて乗り越えてきた。当時、そんな優しい女性にあこがれを抱いていた記憶がぼんやりとある。その後健康を取り戻した私は、様々な機会が重なり、今は看護師と教員という幼い頃にあこがれた両方の職業に就いている。私にとっては、これ以上の幸せはないと日々務めながら、今できることを果たそうとしている。この講演会をとおして、ナイチンゲールや城ケ端先生には足元にも及ばないが、私のこれまでの、そしてこれからの経験を後進たちへ引き継ぐために、さらに自身が成長する必要があることを痛感した。以下、講演会をとおして、ナイチンゲールと城ケ端先生から学んだことを 3 つにまとめる。

①明確な看護観を持つこと

　看護について、ナイチンゲールは、「患者にとっての生命力の消耗が最小になるようにして、これらすべてを適切に行うこと」[2] であり、城ケ端先生は、「あらゆる健康レベルにあるすべての人の、健康レベルの好転をめざして働きかける具体的な援助活動である」[3] と述べている。これまで、私自身も何度も看護観を考える機会があった。看護師になりたての頃、疾患や治療の理解に夢中で、患者自身をおきざりにしていたことにふと気づいたときは、「患者に寄り添う」ことをモットーとしていた。ある程度経験を積むと、人は多種多様で、多くの症状や感情が存在することが分かり、「そのときどきの患者に必要な心と身体の支援を行う」という看護を目指した。これは、同じ苦痛を訴える患者でも、さすることや痛み止めを投与することだけでなく、普段から患者の様子や性格をよく観察していると、言葉一つで痛みを楽にすることや、少しの指導の工夫によって患者自身で乗り越える力を引き出す体験をしたからである。この看護観は今も念頭にある。

　城ケ端先生は看護観を持つことを大切にされていた。看護を教える身として、自身の看護観を持つことは、それを授業内容に反映させる重要なポイントでもある。しかしそれとはべつに、教員特有の考え方や行動のブレを防げるのだと考える。たとえば、実習指導中、コミュニケーションが苦手な学生を最近よく見かけるが、私は学生の緊張や不安を第一に考え、また午後から話しに行こうか、などと言ってしまう。しかし患者にすれば、学生が来ないことを気にかけているかもしれない。このような時、自身の看護観を思い出すことで、学生に避けられた患者はどう思うか、患者を理解するためには何が必要かなど、まずは患者を第一に考えた学生指導ができ、それが学生の成長へ導くのだと思う。

　教員という立場となり、直接看護することから遠ざかった経験から、今の私の看護観は、「チームであらゆる方面から患者を支えること」が追加されている。患者のことを一人だけ分かったつもりではなく、患者自身と患者を取り巻く人々の力を合わせ支えていくことが必要なのだと考える。そして、それは医療者だけでなく、学生や教員なども含まれると思っている。これまでの経験や知識、感情、人との関わりによって、看護観はこれからも変化するのであろう。ナイチンゲールや城

ケ端先生のように、常に信念（看護観）を持って看護や教育を続けていこうと思う。

②相手のことを考えて発信する

　ナイチンゲールは、言わずもがな多くの書籍や書簡、論文による発信力には凄まじいものがある。その中には、クリミア戦争での負傷兵たちの死亡原因を、統計になじみのうすい国会議員や役人にも分かりやすいように、「鶏のとさか（polar area diagram）」と呼ばれるダイヤグラムによって視覚に訴えるプレゼンテーションを行っている。

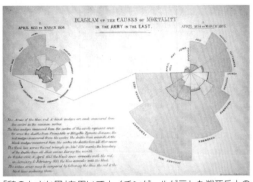

「鶏のとさか図」を用いてナイチンゲールが示した戦死兵士の実態　出典：文献4)

　一方、城ケ端先生も、書籍や書簡、研究会の立ち上げや講演会によって、ナイチンゲールの看護思想や看護理論や看護倫理、看護管理などを多くの人へ発信している。私の手元には、城ケ端先生が27年前に作成された「基礎看護技術論Ⅰ―日常生活援助技術編―」、「基礎看護技術論Ⅱ―診療に伴う援助技術編―」というテキストがある。先生が米国留学から帰国されたと同時に勤められた国際医療福祉大学の先生方と作成されたものである。200ページほどのテキストを開くと、今のように、カラーページや写真での表示はなく、黒一色の文字と手書きのイラストで示されている。なつかしさを感じつつ、その内容に目を通すと、各単元には学習目標と自己学習できる課題があり、分かりにくい言葉にはイメージしやすいようにたくさんの図表やイラストが掲載されている。文章も分かりやすく頭に入り、各ページの構成はシンプルで、どんどん読み進めたくなる。私は最近のギュウギュウに知識が盛り込まれたカラフル過ぎるテキストに辟易しているため、そう感じるのかもしれない。テキストの「はじめに」では、学生へのメッセージとして「ただ単に手先の技術として競うのではなく、それぞれの技術の根拠、意味付けをしながら、身につけ使えるようになってほしいと願っている」と書かれている。そして「那須連山のみえる大学の研究室にて　城ケ端初子」と締めくくられている。城ケ端先生らしく、単に授業で使いやすいテキストを作成するのではなく、学生への想いが感じる情景がうかがえ、暖かい気持ちになる。このテキストは一例だが、ナイチンゲールや城ケ端先生のように発信するには、ただ、これでもか、これでもかとアタックするのではなく、相手のことを考え、そのときの想いを込めることを忘れないこと、それが発信した相手に伝わるのではないかと感じる。このテキストは城ケ端先生が今の私と同じ歳に出版されている。今の私にはその能力も経験も伝える力もないが、分かりやすく発信していく情熱だけは忘れず、先生に追いつけるよう努力したい。

　城ケ端先生は、このテキストをくださるときに、「古いから参考にならないと思うけど…」と遠

慮気味に手渡してくださった。いえ先生、これからも私はこのテキストからと、遺してくださった多くの書籍や手紙からも、看護と教育のヒントをもらい続けます。

③ていねいに深く学び続けること

　看護師であれば、教員であれば、学び続けることは当然のことである。私自身、知識や考え方など成長を感じることはとても嬉しく、新しいことを学ぶことは楽しいのだが、済んだことを振り返り、何度も反芻して知識や考えを深めるのは苦手である。私はナイチンゲールのように、看護師の活動をしていた2年間から、その後60年もの間、看護を考え続けられるだろうか。城ケ端先生のように、『看護覚え書』を何度も何度も読み返して新たな知見が得られるだろうか。学ぶことは簡単だが、私は結論を急ぎ、すぐに他の方面に目が向いてしまうことで、本質を見極めるチャンスを逃しているのであろう。ナイチンゲールの数々の偉業や、城ケ端先生の教えを思い出し、気持ちを引き締め、ていねいに深く学び続けたい。

　城ケ端先生、今では教えを乞うことも議論することもできません。もっとお話しさせていただいていれば、と後悔ばかりです。でも、これからは先生の遺してくださった多くの物や、先生を通して繋がることができた方々を大切に、語り合いを続けていきます。

文献

1）城ケ端初子：フローレンス・ナイチンゲール生誕200年　ナイチンゲールの看護思想を求めて－看護職者としての60年間を振り返る―　ナイチンゲールの看護思想を学ぶ会　サンライズ出版　2022

2）フローレンス・ナイチンゲール著　小林章夫他訳：対訳　看護覚え書　うぶすな書院　p5

3）前掲書1）p59

4）Florence NIGHTINGALE MUSEUMホームページ：統計とエビデンスに基づく医療，https://www. florence-nightingale.co.uk/coxcomb-diagram-1858/

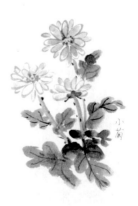

3）城ケ端先生の看護への道のりから生の看護教育の歴史を知る　　　　平野　加代子

　講演を聞き、この60年間にわたる看護の歴史について、城ケ端先生の体験からより深層の部分に触れることができた。わずかな時間だったが、大変多くのことを学び、考え、そして看護を目指してよかったと感じた。

　先生のふるさとが、石川県珠洲市であったこと。実は、私の母の生家も能登半島で、親戚も多いことから、先生が看護職者を決意した中学卒業までの状況は、母から聞いていたことと同じであった。病院や診療所が近くにないため、病気になってもなかなか受診できないことや、働く場所がないため、経済的にも苦しい状況である。戦後まもなく母は集団就職で地元を離れることになったが、今では、過疎化や高齢化が進み、鉄道は廃線、生活への影響は大きい。しかし、能登の女性は、頑張り屋さんが多い、家族思いであることも聞いている。その背景を知っている私は、先生の看護職を目指した強い思いに、感銘を受けた。

　看護婦を目指して京都市北区の准看護婦学校に入り、病院で働きながら定時制高校、立命館大二部へと進学。さらに看護学校を卒業し、病院勤務を経て、28歳で上京区の看護学校の教員へ。さらに看護専門学校から短大、大学、大学院で看護教育に貢献されてきた。先生の経歴を知ることで、看護教育の歴史を知ることができた。また、ナイチンゲールの看護思想は理論の学習だけではなく、実践に生かすことが大切で、「看護とはなにか」を考え続けていきたい。

追記

　実は、研修会のレポートを書いていなかったので、桶河先生から再依頼がきて、城ケ端先生がご逝去され、さらに令和6年1月1日の能登地震が発生した後で慌てて書きました。城ケ端先生と令和5年5月の地震のことや奥能登のことを話したことを思い出しました。執筆された「実践に生かす看護理論19」は授業で大活躍しています。

　城ケ端先生のご冥福をお祈りいたします。

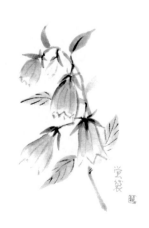

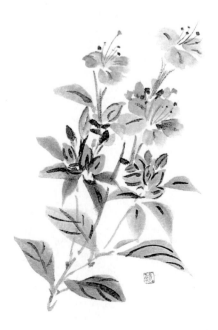

第4部

ア・ラ・カ・ル・ト

「ナイチンゲール看護研究会・滋賀」のメンバーの活躍

1．岸本沙希，桶河華代，髙島留美，後藤直樹，城ケ端初子：ナイチンゲールの看護思想を実践に活かすための研究会活動と課題―ナイチンゲール看護研究会・滋賀の8年間の歩み―，聖泉看護学研究，Vol.13，サンライズ出版，2024.

2．髙島留美，西山ゆかり：病棟看護師長によるスタッフ看護師への実習指導に関する支援の実際，聖泉看護学研究，Vol.13，サンライズ出版，2024.

3．永山夕水，西山ゆかり，小林菜穂子，城ケ端初子：乳がん看護認定看護師が初期治療を選択する高齢患者の意思決定，Vol.13，サンライズ出版，2024.

4．髙島留美，西山ゆかり：スタッフ看護師の実習指導で体験した困難感，2023年度聖泉大学看護フォーラム，口演発表

5．桶河華代：医療的ケアの演習を在宅看護論実習初日に取り入れて，第13回日本在宅看護学学術集会，口演発表，2023.

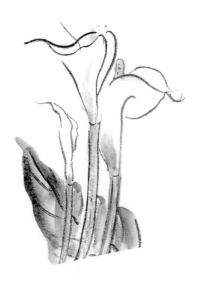

執筆者一覧

編集者代表

桶河　華代　　宝塚大学看護学部　准教授　修士（看護学）

髙島　留美　　聖泉大学看護学部　講師　修士（看護学）

筆者一覧（五十音順）

泉川　孝子　　元摂南大学看護学部看護学科・看護学研究科　教授　博士（学術）

井上　美代江　滋賀県堅田看護専門学校　学校長　修士（看護学）

岡本　杏華

奥田　のり美　京都看護大学　特任講師　修士（看護学）

桶河　華代　　前掲

帰山　雅宏　　福井県立病院　看護師　修士（看護学）

川瀬　さゆり　滋賀県立看護専門学校　専任教員　修士（看護学）　　　＊4期生

岸本　沙希　　聖泉大学看護学部　助教　修士（看護学）　　　　　　　＊5期生

後藤　直樹　　聖泉大学看護学部　助教　修士（看護学）　　　　　　　＊5期生

小森　久美子　市立野洲病院　看護部長　認定看護管理者　修士（看護学）＊3期生

齋藤　京子　　滋賀県済生会訪問看護ステーション
　　　　　　　　訪問看護認定看護師　修士（看護学）　　　　　　　　＊4期生

城ケ端　初子　聖泉大学大学院看護学研究科　教授　博士（医学）

千田　昌子　　京都看護大学　助手

髙島　留美　　前掲　　　　　　　　　　　　　　　　　　　　　　　　＊3期生

田村　聡美　　近江八幡市立総合医療センター　看護長　修士（看護学）　＊4期生

寺澤　律子　　滋賀県立総合病院　副看護師長　修士（看護学）　　　　＊3期生

内貴　千沙登　龍谷大学社会学部　実習助手　修士（社会福祉学）

永山　夕水　　彦根市立病院　看護科長（新人教育担当）
　　　　　　　　乳がん看護認定看護師　修士（看護学）　　　　　　　＊7期生

平野　加代子　京都先端科学大学　健康医療学部看護学科　准教授　修士（看護学）

牧野　恵子　　宝塚大学看護学部　非常勤　修士（看護学）

茂木　泰子　　修文大学　看護学部　教授　博士（看護学）

森　絵李香　　宝塚大学看護学部　非常勤

山田　恭規子　宝塚大学看護学部　非常勤

吉永　典子　　近江八幡市立総合医療センター　看護副部長（教育担当）
　　　　　　　　総務課経営企画グループ参事、認定看護管理者　修士（看護学）　＊2期生

＊は聖泉大学大学院入学期を示す

編集後記

　令和5年9月4日、城ケ端初子先生がご逝去されました。

　突然の訃報に、私たち事務局メンバーは涙に沈み呆然としておりました。しかし、生前に残してくださった研究会のプランを実行することが城ケ端先生への贐であると気持ちを持ち上げ、講演者や参加者の皆さまのご協力のもと、今年度の例会を予定通り終えることができました。

　そして研究会の実践報告として、「城ケ端初子先生とともにはぐくむナイチンゲールの看護思想（令和5年4月～令和6年3月）」を発行することができました。ここにご報告とともに執筆者、関係者の皆さまに深く感謝いたします。

　今回は、第1部に私たちの恩師　城ケ端初子先生へ敬意と感謝の気持ちをこめて、城ケ端先生から学んだナイチンゲールの看護思想とともに、研究会に参加した経緯やそれぞれの想いを書き綴りました。文面からも伝わりますように、執筆者の皆さまは、城ケ端先生の豊富な知識によってナイチンゲールの看護思想と出会い、それをどのように実践に活かすか、考え、少しずつ行動に移すことができています。また第2部では、看護教育や臨床の現場から、講師の実体験の報告をもとに、どのようにナイチンゲールの看護思想を実践に繋げているのかディスカッションによって自身の考えをまとめております。第3部の講演会の報告では、城ケ端先生の看護者としての活動内容の貴重な経験を、生前に残してくださった原稿をそのまま掲載しております。

　今年で9年目を迎えた「ナイチンゲール看護研究会・滋賀」ですが、発足者でおられる城ケ端先生という道標を失った今、途方に暮れ暗闇の中を立ち尽くしている気分になるときもあります。看護とは何か、そして看護の伝承について情熱を失いかけたときにこそ、本書を手にとり、研究会へ参加し、ぜひナイチンゲールや城ケ端先生の教えについて語り合い続けましょう。

　これからも「ナイチンゲール看護研究会・滋賀」が、皆さまの未来を照らす光の一筋となることを願います。

　最後に、本書の随所にあしらった花の絵は、城ケ端先生と親交の深い丸山鏡子氏のご協力をいただいたものです。紙面を借りて御礼を申し上げます。

　また、城ケ端初子先生の本研究会の活動において、長年ご尽力いただいた城ケ端勇氏の末永いご健勝とご多幸を心よりお祈り申し上げます。

「ナイチンゲール看護研究会・滋賀」　編者代表

髙島　留美

令和5年4月〜令和6年3月
「城ケ端初子先生とともにはぐくむナイチンゲールの看護思想」
―「ナイチンゲール看護研究会・滋賀」の学びと歩み―

2024年3月31日　　初版1刷　発行

編著者	桶河華代・髙島留美 編著
発　行	ナイチンゲール看護研究会・滋賀
	〒521-1123　　滋賀県彦根市肥田町720番地
	電話 0749-47-8400
発　売	サンライズ出版
	〒522-0004　滋賀県彦根市鳥居本町655-1
	電話 0749-22-0627　FAX 0749-23-7720
印　刷	OMラボ